AF585749

DES

CORPS ÉTRANGERS

DANS

LES VOIES AÉRIENNES

PAR

PAUL ARONSSOHN
DOCTEUR EN MÉDECINE
ANCIEN INTERNE DES HOSPICES CIVILS DE STRASBOURG.

STRASBOURG,
TYPOGRAPHIE DE G. SILBERMANN, PLACE SAINT-THOMAS, 3.
1856.

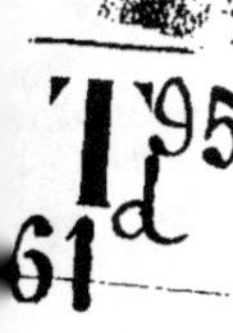

DES

CORPS ÉTRANGERS

DANS

LES VOIES AÉRIENNES

PAR

PAUL ARONSSOHN
DOCTEUR EN MÉDECINE
ANCIEN INTERNE DES HOSPICES CIVILS DE STRASBOURG.

STRASBOURG,
TYPOGRAPHIE DE G. SILBERMANN, PLACE SAINT-THOMAS, 3.
1856.

TABLE DES MATIÈRES.

Pages

TABLE DES OBSERVATIONS RECUEILLIES DANS LES AUTEURS.

AVANT-PROPOS.

Per varios usus artem experientia fecit,
Exemplo monstrante viam....
MANIL., l. I, v. 59, 60.

Les causes qui empêchent l'entrée libre de l'air dans les poumons amènent des accidents dont la gravité est en rapport avec l'importance de la fonction respiratoire; la simple suspension de cette dernière menace la vie de l'individu, et si elle ne se rétablit pas promptement, la mort s'ensuit. Étudier ce genre d'accidents, quand il est produit par l'introduction de corps étrangers solides dans les voies aériennes, déterminer la nature des secours à donner en pareil cas et les circonstances dans lesquelles ils peuvent être efficaces, tel est le but de ce travail dont je ne me suis pas dissimulé la difficulté; j'ai essayé de tirer quelques règles pratiques des faits que possède la science, auxquels j'en ai ajouté quelques-uns qui m'ont paru ne pas être dépourvus d'intérêt; me conformant en cela aux préceptes de l'Académie de chirurgie, quand elle dit :

« Il faut que tous les points de théorie ou de pratique que

« nous traitons, paraissent avec tous les faits qui peuvent servir « à les approfondir, peut-être qu'après les avoir examinés, nos « lecteurs en tireront un plus grand avantage que nous n'avons « fait nous-même, mais toujours profiteront-ils de nos efforts et « de nos recherches [1]. »

[1] HÉVIN, *Mém. de l'Acad. de chir.*, t. III, p. 3.

DES

CORPS ÉTRANGERS

DANS LES VOIES AÉRIENNES.

CHAPITRE PREMIER.

CONSIDÉRATIONS GÉNÉRALES.

§ 1er. L'Académie de chirurgie dans ses immortels travaux a consacré plusieurs mémoires aux corps étrangers qui pénètrent dans les voies aériennes, et malgré les quelques faits épars et souvent mal décrits que nous découvrons dans les auteurs qui les ont précédés, LOUIS, LAMARTINIÈRE, HÉVIN, restent inscrits dans la science comme les créateurs de cette partie de la pathologie chirurgicale; depuis lors, des faits assez nombreux ont été consignés dans les annales de la science; mais, chose étonnante, c'est à peine si, de loin en loin, un médecin assez heureux pour avoir observé plusieurs faits de ce genre, les a réunis, commentés et en a fait ressortir le côté instructif; au nombre de ceux-ci nous nommerons W. PORTER[1] qui, en 1829, publia sur notre sujet un mémoire rempli de faits intéressants; quelques thèses de doctorat et d'agrégation ont été soutenues sur le même point; mais, renfermant au plus un fait original, elles ne font que nous répéter ce que nous ont appris les chirurgiens de la fin du dix-huitième siècle. Un nouvel élan toutefois a été donné dans cette direction par les grands noms de notre siècle, BOYER,

[1] *Surgical pathology of the larynx*, Dublin 1829.

Dupuytren, Pelletan; enfin, MM. Jobert de Lamballe, Maslieurat-Lagemart, Maisonneuve, etc., ont apporté leur tribut à cet important chapitre de la pathologie externe.

§ 2. Nous ne nous occuperons ici que des corps solides et offrant une certaine densité; il ne sera donc pas question de ces corps si légers qu'ils pénètrent à l'instar des gaz et ne provoquent d'accidents qu'à la longue, par leur accumulation à la surface de la muqueuse aérienne; nous voulons parler des poussières en général, des poils, des plumes de duvet, etc.; nous négligerons également les corps mous susceptibles de se fondre et d'être absorbés, comme il arrive pour les pillules.

Les corps solides viennent du dehors ou du corps lui-même; ces derniers, en petit nombre, sont des polypes pharyngiens, des portions de luette, des dents, des vers lombrics, etc.

§ 3. Les corps varient par leur forme, leur poids, leur densité, la facilité plus ou moins grande à se gonfler par les liquides; doués de vie, ils peuvent cesser de vivre une fois introduits dans les voies respiratoires et rentrent alors dans la catégorie des corps inertes, ou bien ils continuent à vivre (sangsues, larves de mouches, lombrics).

Nous ne nous proposons pas d'énumérer ici tous les corps qui ont pu pénétrer dans les voies aériennes, renvoyant le lecteur aux tables qui terminent notre travail; disons toutefois que ceux qui se rencontrent le plus souvent sont des fèves de haricots, des noyaux de prunes et de cerises, des fragments d'os, des cailloux, des arêtes de poisson, des épis de blé, etc.

§ 4. Il nous serait difficile de tirer aucune conclusion statistique de la forme de ces corps; tandis que les uns, de forme inégale, présentant des aspérités, sont expulsés sans entraîner aucun danger, d'autres, de forme régulière, à surface lisse, amènent les plus graves accidents; cependant il faut dire que, d'ordinaire, les corps lisses sont plus facilement rejetés.

§ 5. Il en est qui, par leur présence, peuvent provoquer des symptômes caractéristiques, d'un puissant secours pour le diagnostic : nous voulons parler des sangsues ; d'autres, au contraire, comme une patte d'écrevisse dont la pointe a été cassée, un noyau de prune percé de part en part, une sonde, etc., peuvent séjourner un temps plus ou moins long dans l'arbre aérien sans provoquer d'accidents du côté de la respiration, s'ils sont placés de manière à ce que l'air les traverse.

CHAPITRE II.

DU MODE D'INTRODUCTION DES CORPS DANS LES VOIES AÉRIENNES.

§ 6. Les corps étrangers peuvent pénétrer dans les voies aériennes de différentes manières : ou bien ils suivent le cours de l'air, passant sous l'épiglotte pour arriver dans le larynx, la trachée et les bronches, ou bien ils remontent de l'œsophage pour pénétrer dans le larynx, ou enfin ils traversent les parois thoraciques, entrent dans le parenchyme pulmonaire, d'où plus tard ils peuvent remonter vers la trachée et provoquer alors consécutivement les mêmes accidents que ceux causés primitivement par les corps de la première catégorie ; nous ne nous occupons ici que des corps pénétrant par le larynx.

§ 7. Le mécanisme de l'introduction des corps étrangers dans les voies aériennes n'est pas, comme on l'a cru longtemps, une déglutition vicieuse ; en effet, dans l'acte de la déglutition, l'épiglotte s'abaisse et ferme si hermétiquement l'orifice supérieur du conduit aérien qu'aucune goutte d'eau ne peut s'y introduire ; il faut donc, pour que l'introduction se fasse, que l'épiglotte soit soulevée ; or, comme l'inspiration est la seule cause de ce soulèvement, c'est pendant l'inspiration seule que le corps pourra s'introduire ; une fois l'épiglotte soulevée par l'inspiration, il faut une force en vertu de laquelle un corps arrivé dans l'arrière-bouche pénètre dans les voies aériennes plutôt qu'il ne descendra dans le pharynx; si donc un corps se trouve dans l'arrière-bouche au moment d'une forte inspiration, l'épiglotte se soulevant, il sera entraîné par la force inspiratrice.

De même, dans l'aspiration forte, pendant l'acte de la succion, on voit des corps assez volumineux passer dans les voies aériennes; ici, le rôle de l'inspiration, de la force inspiratrice est actif.

Mais il n'en est pas toujours ainsi, tant s'en faut: nous avons recueilli un grand nombre d'observations où des corps d'un certain poids, lancés en l'air, avaient pénétré dans les voies aériennes, tandis qu'on avait cherché à les rattraper dans la bouche; pouvons-nous ici admettre que la force inspiratrice a été suffisante pour vaincre la force représentée par le poids du corps et sa vitesse et le faire dévier de sa direction; nous ne le pensons point et nous admettons plutôt que l'individu voulant rattraper dans la bouche un corps lancé en l'air, donne à sa cavité buccale ouverte une direction telle qu'elle corresponde à celle que suit le corps dans sa chute, et comme cette direction est verticale, il devra renverser la tête et présenter l'orifice buccal de manière à ce que le corps dans sa chute vienne tomber dans l'arrière-bouche; il suit de là que, s'il y a inspiration au moment de l'arrivée du corps, il pénétrera dans les voies aériennes: ici donc la force inspiratrice est passive.

§ 8. Après avoir démontré la nécessité de l'acte de l'inspiration pour l'introduction des corps étrangers dans les voies aériennes, nous devons rechercher dans quelles circonstances particulières l'inspiration coïncidera avec la présence d'un corps dans la cavité buccale; les faits nous montrent que l'accident est arrivé pendant un éclat de rire, un bâillement, des cris, une frayeur, une chute, à la faveur du sommeil, de l'ivresse, d'une attaque d'épilepsie, etc. Ce sont en effet toutes circonstances où l'on fait de fortes inspirations; ainsi :

Obs. 22. — Un enfant mangeant une amande dans la rue, est renversé par une voiture; immédiatement se déclarent des accidents asphyxiques; l'amande a été entraînée dans les voies aériennes par l'inspiration qui accompagne l'impression violente et subite de la frayeur.

Obs. 38. — Un enfant jouant avec une trompette dont le bruit fatiguait les assistants, n'écoutant pas les avertissements qu'on lui donnait de se taire, reçoit une brusque admonestation après laquelle, immédiatement, il cesse de respirer; surpris à l'improviste par la correction qu'il avait reçue, il avait fait une violente inspiration qui avait entraîné l'anche de l'instrument.

Obs. 124. — En suçant une patte d'écrevisse, l'écaille est aspirée et va se loger dans une bronche.

Obs. 140. — En cherchant à produire des sons en aspirant dans un sifflet fait avec une branche de saule, un enfant aspire l'anche qui va se fixer dans la bronche gauche.

Obs. 57. — Pendant l'avulsion d'une dent, le patient pousse des gémissements, et, dans une inspiration, la dent passe sous l'épiglotte.

Obs. 24. — Nous avons assisté à une opération de bec de lièvre pratiquée sur un enfant d'un an, qui, après quelques cris, succomba entre les mains de l'opérateur; l'autopsie montra une dent engagée dans la glotte.

Ces quelques exemples viennent confirmer le rôle de l'inspiration dans le mécanisme de l'introduction des corps.

§ 9. Cette introduction est la plupart du temps annoncée par une toux convulsive. Tout le monde sait que la moindre goutte d'eau *avalée de travers* provoque une toux très-intense : il doit en être ainsi dès qu'un corps étranger vient à être en contact avec la muqueuse laryngienne si sensible ; cependant, comme des faits nombreux le prouvent, la toux peut manquer absolument lors de l'introduction d'un corps étranger dans les voies aériennes, c'est l'absence de ce symptôme qui jette souvent un voile si épais sur la cause des symptômes consécutifs à l'introduction des corps dans les bronches. Ainsi :

OBS. 137. — Un homme, après avoir présenté tous les symptômes d'une phthisie pulmonaire, succombe, et à l'autopsie on trouve dans le poumon, au milieu d'un foyer purulent, une arête de poisson qu'il avait avalée quatre mois auparavant, étant ivre.

OBS. 19. — Un épileptique, après un accès survenu tandis qu'il avait une pipe en bouche, éprouve pendant trois semaines une irritation laryngienne qui cesse lors de l'expulsion par la toux d'un fragment de la pipe.

OBS. 116. — Nous connaissons l'histoire d'un malade qui, après avoir été traité pendant plusieurs années comme atteint de phthisie, rendit en toussant un morceau de bouchon de liége et revint à la santé; quelques années auparavant, dans le traitement d'une angine, l'application d'un topique sur l'arrière-bouche avait nécessité l'interposition d'un bouchon entre les dents; c'est un fragment de ce bouchon qui, pendant l'opération, avait glissé dans les voies aériennes à la faveur d'une inspiration profonde.

§ 10. Un corps vivant peut, s'il est d'un très-petit volume, pénétrer pendant que l'on boit, sans causer d'accidents immédiats; il peut se fixer dans un point de l'arbre aérien, s'y accroître et provoquer alors des symptômes de plus en plus alarmants; c'est ce qui arrive lors de l'introduction des sangsues dans les voies aériennes, comme MM. LACRETELLE et VITAL en ont cité des exemples se rapportant à des soldats qui avaient bu à des fontaines en Espagne et en Afrique. Mais, pour que les accidents ne prennent pas de suite un caractère de haute gravité, il faut que ces annélides soient très-petits, c'est ce qui arrive en effet.

M. GUYON (*Gaz. méd. de Paris*, 1841, 667), pendant son séjour en Afrique, a pu constater plusieurs fois la présence de l'hemopis vorax dans le larynx et la trachée-artère de l'homme et des animaux ; il en a trouvé, sur un bœuf abattu, 12 dans la bouche et l'arrière-bouche, 5 sur l'épiglotte, 4 dans les ventricules du larynx, 6 à la naissance de la trachée; douze heures après la mort du bœuf, les sangsues ne s'étaient pas détachées; on les prit et, les ayant appliquées sur des lapins et des poules, elles prirent rapidement; quelques-unes étaient petites et filiformes. C'est dans cet état qu'elles s'introduisent chez l'homme comme chez les animaux.

Un autre mode d'introduction des sangsues dans les voies aériennes peut être une conséquence de l'application de ces annélides dans les fosses nasales, sans les avoir préalablement traversées d'un fil que l'on maintient à l'extérieur.

§ 11. La muqueuse trachéale et bronchique étant beaucoup moins sensible que celle du larynx, on comprend qu'à la faveur d'une force inspiratrice suffisante, un corps d'une forme favorable puisse dans un seul et même temps traverser le larynx, la trachée, arriver dans les bronches et surprendre ainsi en quelque sorte, par la rapidité de son parcours, la sensibilité exquise de la muqueuse laryngée.

Ce fait a été l'objet d'une discussion au sein de l'Académie de médecine, et l'opinion des savants qui y ont pris part doit d'autant moins être négligée que l'un d'eux, M. BÉRARD, avait fait une thèse sur le sujet.

Dans la séance du 7 décembre 1841, M. BÉRARD fit un rapport sur une communication de M. MASLIEURAT-LAGEMART relative à un cas de corps étranger dans les voies aériennes, et, s'appuyant sur l'absence de suffocation et de quinte de toux au moment de l'introduction, il pensa que le corps était demeuré dans quelque point de l'arrière-bouche ou du pharynx.

M. GERDY cita des exceptions à cette règle; il rappela que DESSAULT introduisit par mégarde une sonde œsophagienne dans la trachée, et ne s'en aperçut qu'en injectant du bouillon ; il ne regarda la dyspnée et la toux comme inévitablement liées au contact des corps étrangers avec la muqueuse respiratoire que dans le moment où ils traversent l'ouverture glottique.

M. BÉRARD ne pense pas qu'il y ait parité entre l'introduction brusque d'un corps étranger et celle d'une sonde qui a touché d'autres parties avant d'arriver sur la surface des voies aériennes; il ne connaît pas un seul cas de corps étranger dans l'appareil respiratoire où l'auteur n'ait mentionné une toux convulsive au moment de son entrée, en distinguant la toux convulsive de la dyspnée et de l'oppression; il rappela le besoin de tousser quand on avale de travers.

M. ROCHOUX cita le fait suivant : un charpentier, en mangeant, avale le fil qui tenait des poreaux attachés ensemble; la toux, la suffocation, les angoisses, se calmèrent bientôt pour faire place à des accidents inquiétants de phthisie, jusqu'à ce que, quinze ou dix-huit mois après, il rendit le fil dans un accès de toux et guérit.

M. LAGNEAU rapporte à son tour le fait d'un militaire qui marchant dans la rue en mangeant une prune, se trouve en face d'un cheval près de passer sur lui; il se jette de côté, et le noyau passe dans le conduit aérien en causant un peu de douleur, mais ni oppression ni toux convulsive; il y eut un peu de gêne dans la région de la trachée et une toux presque insignifiante, jusqu'à ce que, douze heures après, il eût rendu le noyau en toussant.

Comme M. GERDY, nous ne croyons pas que M. BÉRARD ait donné une explication admissible de l'absence de signes annonçant l'introduction de la sonde de DESSAULT dans le larynx; nous ne craindrons donc pas d'émettre notre opinion après l'éloquent professeur.

Nous avons établi plus haut, par des faits, que la toux manque lorsque le passage à travers le larynx est rapide, la forme du corps favorable et sa surface lisse. Nous croyons que dans les cas où le contact du corps avec la muqueuse laryngée se prolonge, ce qui est arrivé dans l'introduction de la sonde de DESSAULT et dans les faits que nous avons rapportés relativement à l'introduction de vers ascarides lombricoïdes et de sangsues dans les voies aériennes, ces corps allongés, cylindriques et lisses, une fois que leur extrémité a passé au-dessous de l'épiglotte, suivant le mouvement inspirateur, glissent rapidement pour s'engager dans la glotte, et c'est à ce moment que devrait apparaître la toux; mais, comme le corps séjourne dans la glotte, il y a spasme des parties autour du cylindre qui les traverse; s'il est creux et ouvert à ses deux extrémités, la respiration s'effectuant à travers le tube, il n'y a pas de suffocation, comme dans le cas de DESSAULT. Si, au contraire, le cylindre est plein, comme c'est le cas pour les vers lombrics, le spasme persistant, l'air ne circulant plus librement, l'asphyxie est imminente, sans qu'aucun autre signe vienne éclairer le médecin sur la cause des accidents.

§ 12. En parlant des corps étrangers en général, nous avons cité les lombrics comme pouvant pénétrer dans les voies aériennes et amener l'asphyxie; les faits qui se rapportent à ce genre d'accident, et qui se sont terminés fatalement, nous montrent une quantité plus ou moins considérable de ces entozoaires occupant la partie supérieure du tube digestif, duodenum, estomac, œsophage. L'ascension des ascarides dans l'œsophage peut avoir lieu sans provoquer aucun accident, ainsi que nous l'avons observé dans le cas suivant :

A. M., âgé de soixante-huit ans, en se réveillant le matin, éprouva du malaise, une titillation dans l'arrière-bouche; sa respiration était anxieuse; après quelques vomituritions, il rejeta un lombric; plusieurs jours auparavant, la même chose lui était arrivée.

Les symptômes qu'a présentés ce malade doivent être rapportés au contact du ver avec l'épiglotte; si donc, pendant le sommeil, l'arrivée de l'extrémité du lombric à l'orifice aérien coïncidait avec une violente inspiration, l'ascaride, au lieu de provoquer des mouvements d'expulsion, pourrait s'introduire dans les voies aériennes et donner lieu aux symptômes dont il sera parlé plus loin.

§ 13. Un dernier point qui doit nous occuper relativement à l'introduction des corps dans les voies aériennes, est de savoir si l'anesthésie chloroformique peut favoriser cette introduction : pour résoudre cette question, il nous faut, d'une part, considérer l'effet de l'anesthésie sur les fonctions de la respiration et de la déglutition; d'autre part, nous consulterons l'observation.

Dans l'état de résolution qui est le résultat de l'inhalation du chloroforme, les fonctions organiques continuent à suivre leur jeu régulier. De toutes les conditions qui empêchent la pénétration dans les voies aériennes d'un corps étranger qui se trouve dans l'arrière-bouche, telles qu'abaissement de l'épiglotte, occlusion de la glotte, mouvement ascensionnel du larynx tandis que la langue est portée en arrière, une seule peut manquer, c'est la sensibilité de la muqueuse sus-glottique, qui, dans l'état ordinaire des choses, provoque l'occlusion de la glotte et donne lieu à une toux expultrice dès qu'un corps a pu s'engager au-dessous de l'épiglotte.

Malgré l'absence de cette sentinelle gardienne de l'isthme du gosier, si je puis m'exprimer ainsi, nous n'avons pas trouvé un seul exemple de corps étranger qui se serait engagé dans les voies aériennes durant l'anesthésie, et, certes, on n'aurait pas manqué de faire connaître de pareils faits pour mettre le chirurgien en garde contre ce genre d'accident.

Au contraire, nous avons assisté à nombre d'opérations d'extraction de dents, d'excision d'amygdales, etc., avec le secours de l'anesthésie, sans que jamais nous ayons vu un corps étranger s'engager dans le larynx; il est même arrivé qu'une dent arrachée venant à tomber sur la base de la langue, les mouvements réguliers de déglutition l'ont fait descendre dans l'œsophage avant que l'on pût la saisir.

A côté de ces résultats négatifs, nous citerons, parmi les observations que nous avons réunies, des faits assez nombreux où, pendant les opérations pratiquées sans chloroforme, les cris et les violentes inspirations qui les accompagnent, ont eu pour fatal résultat l'introduction de corps étrangers dans les voies aériennes.

Sans nous prononcer d'une manière définitive sur une question que l'expérience seule peut résoudre, nous dirons cependant qu'on ne doit pas craindre de chloroformer les malades qui doivent subir des opérations dans la bouche, à condition, d'une part, que la résolution soit complète, de l'autre, que l'on n'ait pas à redouter un écoulement de sang trop considérable, nous voulons parler des avulsions de dent et des excisions d'amygdales, où le corps détaché, échappant aux instruments contentifs, pourrait, au lieu d'être dégluti, passer au-dessous de l'épiglotte.

§ 14. Cette force qui, à l'inspiration, sollicite un corps vers les voies aériennes, devrait aussi, lors de l'expiration, le rejeter au dehors; la force est en effet la même; pour s'en convaincre, on n'a qu'à parcourir les observations de trachéotomie, et on verra des corps lancés avec une grande force au travers de l'ouverture artificielle, ce qui prouve que, s'ils ne sont pas rejetés par les voies naturelles immédiatement après leur introduction, c'est qu'ils rencontrent un obstacle qui les arrête, et cet obstacle est la glotte. En effet, dans l'acte de l'inspiration, le muscle crico-thyroïdien rapproche le bord antérieur du cartilage cricoïde de la base du thyroïde; le cricoïde pivote alors autour d'un point fixe, et son sommet, surmonté des aryténoïdes, s'éloigne du thyroïde en allongeant et tendant les cordes vocales; les ary-aryténoïdiens s'insérant aux apophyses externes et basilaires des aryténoïdes, rapprochent ces apophyses et éloignent les sommets; il suit de ces actions musculaires combinées que la glotte est élargie.

Dans l'expiration, au contraire, le crico-aryténoïden latéral porte le sommet de l'aryténoïde en dedans et divise ainsi la glotte en deux; si tous les muscles se contractent, les aryténoïdes sont portés entièrement en dedans, jusqu'à leur contact mutuel, et il ne reste plus que l'ellipse glottique antérieure, qui se ferme aussi par la contraction du thyro-aryténoïdien, ce qui s'observe dans la phonation.

De cette différence de diamètre de la glotte dans l'inspiration et l'expiration, il suit que tel corps la traversera facilement de haut en bas, sans que l'expulsion puisse avoir lieu. En outre, le corps, présentant lui-même divers diamètres, aura pu pénétrer sous le diamètre le plus favorable et, lors de l'expiration, ne pas se présenter dans la même position, sans parler du propre poids du corps, qui tend constamment à le faire descendre, ni du spasme provoqué par le contact du corps étranger avec le bord inférieur de la glotte, spasme qui concourt puissamment alors au rétrécissement de l'ouverture glottique: c'est ainsi que sur 170 cas recueillis par nous, 9 fois seulement il y a eu expulsion immédiate par les voies naturelles.

§ 15. *Age.* On a observé l'introduction des corps étrangers dans les voies aériennes chez des sujets de tout âge; dans les faits que nous avons réunis, les extrêmes sont quelques mois et soixante-treize ans.

§ 16. Cependant les enfants sont ceux qui nous fournissent le plus d'exemples; chez eux aussi, le médecin rencontre le plus de difficulté; la plupart du temps, ils ne donnent aucun renseignement sur l'invasion des accidents; le moins grand calibre bronchique tend à empêcher les corps introduits de se mouvoir et par suite d'être rejetés; l'activité vitale, la nécessité d'une hématose puissante et continue, donnent aux accidents une imminence de danger beaucoup plus grande que chez l'adulte; ajoutons encore que la fréquence des affections laryngiennes chez l'enfant est une difficulté de plus pour le diagnostic.

§ 17. Chez l'adulte, au contraire, toutes les parties étant arrivées à leur complet développement, le larynx étant plus grand, il y aura plus de chances d'expulsion spontanée.

§ 18. Les faits nous donnent les résultats suivants pour l'ordre des âges en raison de la fréquence des accidents :

6 — 7 — 5 — 4 — 2 — 9 — 1 — 13 — 8 — 24 — 44 ans, etc.

Comme issue de la maladie, en divisant les âges en trois périodes, la première de 1 à 10 ans, la seconde de 10 à 20 ans et la troisième de 20 ans et plus, nous trouvons les rapports suivants pour les cas dont nous connaissons l'âge exact :

	Guérison.	Mort.	Total.
1 à 10 ans. . . .	13	27	40
10 à 20 ans. . . .	12	3	15
20 ans et plus. . .	30	17	47
	55	47	102

CHAPITRE III.

SYMPTOMATOLOGIE.

§ 19. Il est des signes communs à tous les corps étrangers, quel que soit le siége qu'ils occupent dans l'arbre aérien : l'irritation locale se manifestera par la sensibilité de l'organe affecté et par les phénomènes reflexes (toux) ; elle pourra par son extension donner lieu à des altérations anatomiques dont la gravité sera variable ; enfin, suivant le volume du corps et son siége, il entravera plus ou moins le cours de l'air, et entraînera une dyspnée plus ou moins intense.

§ 20. Dans certains cas, les efforts que fait le malade pour respirer peuvent être tels, que les vésicules bronchiques se rompent, et que l'air, s'infiltrant dans le tissu cellulaire du médiastin, arrive jusqu'au cou ; c'est l'emphysème sous-cutané découvert par Louis et décrit par lui dans les *Mémoires de l'Académie de chirurgie ;* il occupait, dans ses observations, les côtés latéraux du cou. S'il a, avec raison, regardé ce signe comme un des symptômes rationnels les plus certains de la présence des corps étrangers dans les voies aériennes, il en a, toutefois, exagéré la fréquence ; car, après lui, nous ne trouvons ce symptôme relaté que dans une seule observation.

Obs. 145. — Une petite fille de six ans jouait avec des haricots, lorsqu'elle fut jetée par terre ; une des fèves qu'elle avait dans la bouche entra dans le larynx; il y eut menace de suffocation; le médecin entendit le corps monter et descendre dans la trachée (vomitif); les accidents se calmèrent.

Le troisième jour, respiration sifflante, pas de douleur, bruit respiratoire plus faible à gauche, submatité (tartre stibié, nitre, kermès).

Quinze jours après, fin mai, l'enfant se lève et sort. Vers la mi-juin, elle est reprise de toux et de vomissements.

Le 30 juin, en se levant, elle dit que la fève s'était détachée; elle eut plusieurs accès d'étouffement qui se répétèrent dans la journée; on allait procéder à l'opération, quand un sommeil calme la fit remettre.

Le 2 juillet, on constate de l'emphysème aux côtés du cou; la respiration était sifflante, la toux croupale; la nuit avait été tranquille. La mère, ayant quitté pendant quelques instants le lit de la petite malade, la trouva morte.

L'autopsie montra que le haricot avait séjourné dans la bronche gauche et l'avait quittée pour passer dans la bronche droite où on le retrouva.

Le poumon gauche étant hépatisé, la bronche droite ne pouvait contenir la fève sans que l'asphyxie en fût la conséquence; aussi voyons-nous l'emphysème se déclarer le soixantième jour.

Nous avons rencontré plus souvent l'emphysème pulmonaire simple, surtout dans les cas de corps obstruant une bronche de gros calibre.

De ces caractères généraux passons aux symptômes qui dénotent la présence des corps étrangers dans les différentes parties de l'arbre aérien.

§ 21. *Larynx.* Le volume, la forme, la densité du corps étranger, comparés à la cavité laryngienne, expliquent les symptômes qu'il provoque.

Le corps s'arrêtera au-dessus de la glotte, ou bien il s'y engagera, ou bien enfin il la dépassera pour tomber dans la trachée.

§ 22. *Espace sus-glottique.* Arrêté au-dessus de la glotte, s'il est volumineux, il pourra empêcher l'arrivée de l'air et amener une asphyxie prompte, si l'on n'y porte remède.

Obs. 44. — M. Vogelvanger est appelé le 29 février 1840 auprès d'une fille de cinq à six ans, qui présentait les symptômes d'une suffocation imminente; il apprit que, tandis que la mère pelait des carottes, l'enfant en avait pris un morceau taillé en coin, long d'un demi-pouce environ, et l'avait mis en bouche; dans un bâillement, le corps avait passé sous l'épiglotte.

La trachéotomie fut immédiatement pratiquée, et la respiration se rétablit; le médecin, pensant que la base du corps était engagée dans la fente glottique et le sommet libre dans la partie la plus évasée du larynx, introduisit une pince à pansement dans la plaie et, renversant la tête en arrière, poussa le corps vers le pharynx. La respiration se rétablit immédiatement par les voies naturelles, et la plaie guérit promptement.

§ 23. Si le corps est d'un diamètre moins considérable, son contact avec la muqueuse du larynx provoque une toux convulsive qui tend à le rejeter, et cette toux ne se calmera que lorsque le corps sera expulsé ou fixé en un point du larynx; s'il a des aspérités, il peut se fixer par un seul point et alors, son extrémité libre pouvant être déplacée par la toux, l'inspiration ou l'expiration, le malade sera repris, à chaque déplacement, des mêmes accidents que ceux qui s'étaient présentés lors de l'introduction. L'inspiration donnera lieu au mouvement de soupape.

S'il est fixé par deux points extrêmes, qu'il est du reste d'un petit diamètre, il n'accusera sa présence que par une douleur fixe et obtuse, correspondant aux points fixés.

§ 24. *Espace glottique proprement dit.* Cet espace triangulaire, plus large en arrière qu'en avant, limité entre les cordes vocales, ne saurait être le siége d'un corps étranger sans que de graves accidents éclatent; si le corps est volumineux, s'il s'engage dans la fente glottique, il y a toux, sibilance, aphonie, congestion vers la face et asphyxie.

Obs. 22. — Une enfant est renversée par une voiture; revenue à elle, elle rentre à la maison; sa respiration est croupale; de temps en temps, elle a des accès de toux et de suffocation; quarante-huit heures après l'accident, en se levant pour que l'on fasse son lit, elle est prise d'une toux convulsive, jette sa tête en arrière et expire.

L'autopsie découvrit dans le larynx un morceau de coque d'amande dont les bords étaient entrés dans les cordes vocales, de telle sorte que la lumière de la glotte était complétement bouchée.

§ 25. Si le corps est petit, s'il peut être déplacé par la toux, ou bien il est rejeté au-dessus, ou bien il pénètre dans les ventricules de MORGAGNI, deux petites cavités situées de chaque côté entre les cordes vocales; le corps étant dès lors fixé, ne gênant ni la respiration ni la phonation, en contact avec une muqueuse moins sensible que celle de la glotte, les symptômes asphyxiques se calment pour faire place à un autre ordre de signes qui peuvent avec la plus grande facilité induire en erreur le praticien le plus expérimenté; ou ce sont les caractères du croup, ou bien ceux de la laryngite simple, ou enfin ceux de la phthisie laryngée, à savoir: douleur locale, toux, expectoration de muco-pus, épuisement; DESSAULT cite un exemple de phthisie laryngée qui se termina au bout de deux ans par la mort, et où l'autopsie révéla la présence d'un noyau de cerise dans l'un des ventricules de MORGAGNI.

§ 26. Si le corps est d'un petit volume, il restera plus ou moins longtemps dans les ventricules sans révéler sa présence par aucun signe caractéristique.

OBS. 16. — Une petite fille était tombée en arrière, tandis qu'elle mangeait des cerises; elle avait été prise immédiatement de violents accès d'étouffements intermittents, mais de plus en plus intenses. M. TRAVERS fait la trachéotomie; immédiatement la respiration redevient tranquille; la toux cesse et l'enfant s'endort; l'amélioration persista et la plaie guérit. Deux mois après, il survint de la toux, des sueurs nocturnes, une grande faiblesse, jusqu'à ce que, dans un violent accès de toux, le noyau fût rejeté avec une cuillerée de pus; la malade guérit rapidement.

§ 27. S'il est inégal, présentant des prolongements à contours inégaux, ceux-ci faisant saillie dans la glotte, les symptômes d'irritation glottique persisteront :

OBS. 4. — Un étudiant en droit piémontais, réveillé par une toux convulsive, s'aperçoit qu'une incisive artificielle a disparu; le médecin, consulté, pense qu'elle a passé dans les voies digestives.

Le jeune homme se fait militaire; les accidents du côté des voies respiratoires se réveillent, et il entre à l'hôpital où il est traité comme atteint d'une laryngite. De retour à Turin, une expectoration abondante, sanguinolente, de la dyspnée, une voix rauque, enfin une tuméfaction légère et douloureuse à la partie supérieure gauche du larynx, motivent l'emploi de plusieurs médications qui restent infructueuses; le malade était dans un état désespéré, lorsque tout à coup, dans un violent effort de toux, il sentit un corps se détacher de sa gorge et sortir au dehors avec de la salive, du sang et du pus; c'était la dent artificielle, armée de ses crochets, qui avait été avalée treize mois avant.

§ 28. Si le corps est d'un trop grand volume pour être contenu dans l'un des ventricules, il fera saillie dans la glotte et amènera une prompte asphyxie.

Obs. 34. — M. Lacretelle raconte avoir vu en Espagne un soldat qui, après avoir bu à une fontaine, fut pris tout à coup de suffocation imminente : face rouge, gonflée, écume à la bouche, yeux convulsés, respiration presque suspendue; il ne reprit ses sens un moment que pour retomber; on se préparait à l'opération de la laryngotomie lorsque le malade expira.

L'ouverture du larynx montra une sangsue recoquillée, logée dans le ventricule droit du larynx, d'où l'on eut de la peine à la détacher; elle obstruait la glotte de manière à rendre l'entrée de l'air presque impossible.

§ 29. *Espace sous-glottique.* Enfin, nous rencontrons des corps qui se logent au-dessous de la fente glottique, soit qu'ils aient traversé la glotte et se soient fixés au-dessous d'elle, soit que, lancés par la toux de bas en haut, ils se soient arrêtés au niveau du cartilage cricoïde.

Ici encore, gêne locale, embarras de la respiration d'autant plus grand que la forme du corps se rapproche plus de la lumière du tube, toux au moindre déplacement, sensation de soupape à l'expiration.

Obs. 21. — Un homme s'amusait à lancer un schelling en l'air et à le recevoir dans la bouche; tout à coup la pièce glisse dans le larynx; il y a un accès de toux et de dyspnée de peu de durée, après lequel il va chez le médecin; il se plaignait du sentiment douloureux d'un corps étranger situé vers le cartilage cricoïde; dans les inspirations profondes, il a la sensation d'une soupape qui se ferme tout à coup.

Duncan, se rappelant le fait de Brodie, le fit soulever, la tête en bas, et fortement secouer; la pièce fut rendue.

Les choses ne se passent pas toujours aussi simplement; ainsi Kennedy rapporte le fait suivant :

Obs. 53. — Un enfant de six ans, en mangeant une prune, fut pris d'une suffocation subite; il était sur le point de succomber, quand on tenta de le rappeler à la vie par l'opération de la trachéotomie; il y eut quelque soulagement; mais l'enfant mourut une heure après.

On trouva un noyau de prune placé sous la fente de la glotte; une de ses extrémités pénétrait dans les tissus du larynx et y était solidement fixée.

§ 30. Quant à la durée et à la terminaison, nous avons réuni 34 faits de corps étrangers dans le larynx, où l'on n'a pas opéré; 21 ont guéri après un séjour du corps variable de quelques heures à 7 ans, et de 8 mois en moyenne. Sur les 13 cas de mort, 11 portent sur des faits où l'accident remontait à 5 jours au maximum; dans les 2 autres, les malades ont vécu 2 mois l'un, 2 ans l'autre.

§ 31. *Trachée.* Un corps étranger peut arriver dans la trachée soit directement, lorsque son volume et sa forme lui permettent de franchir la glotte sans obstacle, ou bien, il peut y tomber, après avoir séjourné un temps plus ou moins long dans le larynx, ou bien enfin, il peut, s'il était fixé dans une division bronchique, redevenir libre dans le conduit aérien et remonter dans la trachée.

§ 32. Quelle que soit celle de ces circonstances qui se rencontre, elle pourra être facilement constatée et par la connaissance de l'époque de l'accident primitif et par les sensations propres du malade; la présence du corps dans la trachée provoquera toujours le même ordre de phénomènes.

Le corps est fixe ou mobile.

§ 33. Fixe, est-il volumineux, de telle sorte qu'il obstrue complétement la lumière du tuyau, l'asphyxie sera prompte; il n'y aura même pas de toux, le malade porte la main en avant du cou, comme pour en arracher le corps qui l'étouffe; bientôt la congestion cérébrale, le coma et la mort en sont les terribles conséquences.

Obs. 72. — M. le docteur Remy fils, de Mareuil-le-Port, est appelé auprès d'un jeune homme de vingt-trois ans qui venait, à la suite d'un pari, d'avaler un petit poisson qui l'étouffait.

A l'arrivée du médecin, une heure après l'accident, le malade était couché sur le dos, la tête relevée, présentant tous les signes de l'asphyxie. Le spasme des mâchoires obligea de passer une sonde œsophagienne par les narines; elle ne rencontra aucun obstacle; la percussion, l'auscultation et les symptômes qui s'étaient traduits au dehors ne laissaient aucun doute; le poisson était dans la partie inférieure de la trachée-artère; la mort était imminente; cependant un confrère fit opposition à la trachéotomie, et une heure après, le malade mourut.

L'opération fut pratiquée sur le cadavre; le doigt introduit dans la plaie, on sentit la queue du poisson dont l'extraction fut assez pénible; il appartenait à l'espèce appelée perchette et mesurait $0^m,07$ de long sur $0^m,02$ de large.

§ 34. Si le volume du corps n'empêche pas le passage de l'air, il ne produira qu'une douleur locale pouvant augmenter à l'inspiration ou à l'expiration.

Cependant il peut arriver qu'un corps fixe augmente de volume et finisse par amener l'asphyxie, tandis qu'il était resté inoffensif au début de son séjour dans la trachée.

Obs. 98. — Un soldat, âgé de vingt-cinq ans, un quart d'heure après avoir bu au bassin d'une fontaine publique en Afrique, ressentit un picotement, de l'oppression et cracha une certaine quantité de sang; le traitement qu'on lui fit subir ne changea rien au mal; il avait au moins deux fois par jour une hémoptysie, chacune d'une once.

Un mois après, M. Vital, médecin militaire, voit le malade; il constate l'absence de fièvre et de chaleur, la face et les conjonctives injectées, les jugulaires gonflées, les poumons sains; un point douloureux existe en avant du cou; le malade ne peut se coucher sur le dos; quand il est debout, la respiration se fait bien; à l'examen de l'arrière-bouche, on la trouve colorée par du sang; le stéthoscope, appliqué sur la trachée, fait entendre un râle très-fort; la voix est modifiée.

Tels étaient les symptômes qui firent croire à l'existence, dans la partie supérieure de la trachée, d'une sangsue qui avait dû s'y introduire quarante-six jours avant.

L'opération fut pratiquée, et on fit l'extraction d'une sangsue solidement fixée; elle avait cinq pouces de long; sa ventouse postérieure mesurait six lignes; le malade guérit.

§ 35. Si le corps est mobile, les symptômes sont plus pathognomoniques; on entend un *bruit de va et vient* causé par les mouvements d'élévation et d'abaissement du corps dans la trachée, sensation que la main appliquée sur le cou perçoit très-aisément; ce signe, que Dupuytren a appelé *bruit de grelottement*, avait déjà été indiqué par Zwinger [1].

Obs. 57. — Une jeune fille se fait arracher la dernière molaire supérieure; les cris empêchent d'amener la dent au dehors, et les accidents d'étouffement qui surviennent aussitôt font croire à la déglutition de la dent; le cathétérisme œsophagien ne donne aucun résultat; les accidents persistent; la dent se mouvait à quatre doigts au-dessous de la fourchette sternale; à chaque effort de toux, la malade sentait la dent lancée contre le larynx et retomber. Le neuvième jour, à la suite de l'administration d'un sternutatoire, elle rendit la dent.

§ 36. Ces mouvements ne sont pas continus; leur cessation momentanée provient ou de la fixation du corps étranger dans une division bronchique ou du repos absolu du malade.

Obs. 60. — Une enfant de sept ans avale un haricot; de violents accès d'étouffement se calment bientôt pour ne laisser qu'un point douloureux à gauche de la poitrine, entre la sixième et la septième côte en arrière; quatre heures après, les accès reviennent pendant quelques secondes et cessent de nouveau; l'enfant ne peut faire d'inspiration profonde, ne peut respirer que debout, la tête renversée en arrière; la toux est croupale, le

[1] *Acta helvetica*, t. I, p. 44, 1751.

pouls petit, dur et fréquent; la fève s'était probablement fixée dans le poumon gauche et y causait un commencement d'inflammation (saignée). Onze jours après, des accès d'étouffement reparurent fréquemment; les accidents inflammatoires diminuèrent et l'enfant se trouvait bien, lorsque le quinzième jour, elle fut prise subitement d'étouffement, avec toux et cyanose; on entendait et on sentait distinctement le haricot rouler dans la trachée; tout à coup l'asphyxie devient telle, que l'on croyait l'enfant morte; quelques secondes après, elle se relève, et la scène pénible se reproduit. L'opération proposée fut refusée par les parents, et le dix-neuvième jour la fève est rendue.

§ 37. Le corps dans ces mouvements d'élévation coïncidant avec la toux, vient toucher la glotte et produit alors de nouveaux accidents qui rappellent ceux que nous avons décrits en nous occupant du larynx; si c'est un simple attouchement du corps, qui, lancé contre la glotte, retombe aussitôt, il en résulte une toux de peu de durée.

Obs. 80. — Un petit garçon de cinq ans, après avoir soupé, regardait sa sœur jouer avec des fèves de haricot; il demanda à boire, but et se coucha. Un quart d'heure après s'être endormi, il fut réveillé par un accès de toux asphyxique qui dura une demi-heure. Le docteur Essinger, d'Oberndorf, fut appelé; il ne put recueillir aucun antécédent; en sa présence, la toux n'avait que de courtes rémissions; la cyanose, l'exophthalmie, l'extrême anxiété, enfin l'asphyxie imminente, lui firent soupçonner la présence d'un corps étranger (vomitif).

L'enfant dormit pendant la nuit et toussa peu; le lendemain matin, à l'expiration et à l'inspiration, on entendait clairement le choc d'un corps; l'enfant avoua alors qu'il avait avalé un haricot; l'opération fut pratiquée et le corps extrait.

§ 38. Les malades craignent tant les accidents qui accompagnent ces déplacements, qu'ils prennent ordinairement la position la moins favorable à l'ascension du corps, le décubitus dorsal. En effet, dans cette attitude, la trachée ayant une direction horizontale, le corps étranger est maintenu par son propre poids sur la paroi postérieure de la trachée, qui est devenue inférieure, et le courant d'air passe au-dessus de lui sans le déplacer nécessairement.

§ 39. Le corps mobile dans la trachée, étant lancé vers la glotte, peut s'y engager et provoquer tous les accidents résultant du nouveau siége qu'il occupe.

Obs. 51. — Un enfant de huit ans est pris tout à coup de suffocation; les accidents s'aggravent rapidement; on fait la trachéotomie; l'enfant fait deux inspirations et meurt.

Autopsie. A la face postérieure et inférieure de l'épiglotte se trouve un corps libre qui, en bas, touche l'ouverture de la glotte; enveloppé de mucosités, il a l'apparence d'un ganglion bronchique. En fendant la trachée, on découvre en arrière et à droite, immédiatement au-dessus de la bifurcation, une ouverture anormale par laquelle avait pénétré le ganglion; cette ouverture présente des bords irréguliers et frangés. Le corps étranger, examiné par des anatomo-pathologistes de renom, avait une forme irrégulière, une couleur bleu clair avec des taches blanches et noires; à sa surface, on trouve de l'épithélium; à l'intérieur, il offre la même structure qu'un ganglion bronchique sain pris comme terme de comparaison.

Cette observation, que nous avons placée ici comme spécimen des graves accidents auxquels peut donner lieu l'ascension d'un corps de la trachée vers la glotte, est loin de présenter tous les caractères de la vraie similitude quant au mode d'introduction du corps; quelle raison y a-t-il à ce qu'un ganglion bronchique sain vienne traverser la trachée; nous regrettons le laconisme de l'observateur et admettons plutôt que ce corps avait pénétré par le larynx dans les voies aériennes, sans provoquer d'accidents lors de son passage, que son séjour à la partie inférieure de la trachée y avait causé une ulcération, pour être ensuite relancé vers la glotte et amener ainsi la mort.

§ 40. De mobile qu'il est dans la trachée, le corps peut devenir fixe, soit qu'il ait quelque aspérité qui pénètre dans les tissus, soit que, changeant tout à coup de position, il présente un diamètre plus considérable que celui de la trachée, soit enfin que, changeant de volume en se gonflant, son diamètre soit devenu celui du tube qui le renferme; nous verrons alors se dérouler le même ordre de symptômes que ceux qui annoncent la fixation primitive du corps, savoir : gêne, douleur à un point fixe, difficulté dans la respiration et sensation de flottement, si le corps, fixé par une de ses extrémités, peut subir dans le reste de son étendue quelque déplacement.

§ 41. Le contact d'un corps étranger avec la muqueuse trachéo-bronchique, sans parler des phénomènes physiologiques qu'il produit, tels que dyspnée, toux, amènera le gonflement, l'inflammation des tissus ambiants; nous aurons alors, outre les premiers signes accusant la présence et le siége du corps, ceux d'une trachéite; la respiration, incomplète dans le cas de corps assez volumineux, aura aussi une influence plus éloignée et non moins grave sur l'appareil respiratoire (emphysème, bronchite, pneumonie, tubercules).

§ 42. En ce qui regarde la durée et la terminaison, il ressort des faits que sur 16 cas où la chirurgie n'est pas intervenue, 4 ont guéri et 12 sont morts. Dans les premiers, l'expulsion s'est faite après un séjour variable de 9 jours à 4 ans; de 1 an et 15 jours en moyenne. Dans les cas de mort, le malade a survécu trois semaines au plus à l'accident et quatre jours en moyenne.

§ 43. *Bronches.* Un corps étranger qui traverse la glotte et la trachée, est attiré vers les bronches par son propre poids et par l'inspiration qui l'a fait pénétrer dans les voies aériennes; quand cette dernière est assez forte, que le passage de la glotte n'a pas provoqué de toux convulsive qui le fasse remonter, et si sa forme ne s'y oppose pas, le corps étranger s'engagera dans les premières divisions bronchiques, soit momentanément pour être de nouveau lancé vers le larynx, soit assez fixément pour ne plus pouvoir quitter ce siégequ'à la faveur d'un travail éliminatoire des plus graves.

§ 44. L'examen des faits nous apprend que les corps étrangers affectent, comme siége de prédilection, la bronche droite, et l'anatomie vient nous en expliquer la cause en nous apprenant que le calibre bronchique droit est plus grand que le gauche; les mesures ont donné pour la bronche droite de 0m,055 à 0m,075 en longueur, 0m,04 en largeur et 0m,035 d'avant en arrière, tandis que pour la bronche gauche on trouve 0m,09 à 0m,10 de long, 0m,035 seulement de large et 0m,03 d'avant en arrière.

Ajoutons aussi que la bronche droite continue plus directement la trachée que la gauche; enfin, le poumon droit étant plus volumineux que le gauche, le courant d'air qui s'y rend, sera plus fort.

§ 45. Il est des exemples de corps étrangers séjournant pendant très-longtemps dans les voies aériennes, sans provoquer aucun accident.

Royer-Collard trouva à l'autopsie d'un fou dans les bronches et dans le larynx des clous avalés plusieurs années auparavant, sans qu'ils aient produit le moindre accident pendant la vie.

Cependant il n'en est que bien rarement ainsi, et les symptômes, variables d'après la forme du corps, sont modifiés par le voisinage du parenchyme pulmonaire.

§ 46. Un corps, de surface lisse, de forme arrondie, s'il est d'un petit diamètre, pourra s'engager dans une petite division bronchique et y rester enclavé; il révélera sa présence par les simples signes de la bronchite.

Obs. 126. — Un homme, en mangeant des pois verts, en avale un qui tombe dans les bronches; après une toux assez forte qui dura six semaines, il prit un vomitif et rendit le pois; l'expectoration persista pendant quelque temps et le malade guérit.

§ 47. Enfin, l'extension du travail inflammatoire pourra dépasser les bronches et envahir le parenchyme lui-même.

§ 48. Une terminaison plus heureuse et dont nous avons recueilli quelques exemples est celle où le corps se recouvre d'une couche crétacée pour être éliminé plus tard sous la forme de calcul.

Obs. 120. — Un noyau de cerise, étant tombé dans la bronche droite, causa une bronchite; après un séjour d'un an, il fut rendu entouré d'une couche de phosphate de chaux d'une ligne d'épaisseur.

§ 49. Si le corps rond et poli s'arrête à la division des gros troncs, l'arrivée de l'air étant empêchée dans une partie des poumons, la respiration ne se fera plus que par une portion de l'organe; il y aura donc de la dyspnée; l'irritation de la muqueuse provoquera de la douleur, et enfin, l'air ne pouvant pénétrer dans une portion du poumon, cette portion s'engorgera et passera à l'hépatisation; il y a plus, les efforts d'inspiration que fait le malade peuvent rompre les vésicules pulmonaires et causer ainsi de l'emphysème.

Obs. 159. — Un garçon de onze ans, après avoir avalé un noyau de prunes, fut pris d'une toux très-forte avec dyspnée, qui diminua au point que le sixième jour on croyait à la guérison, lorsque les accidents reparurent; c'est dans ce haut degré d'asphyxie que M. Bonnet vit l'enfant au onzième jour; quelques moments de calme ramenaient la voix, l'intelligence était nette, la déglutition facile, la poitrine sonore, peut-être trop; en avant, à droite et en haut, presque pas de murmure vésiculaire, râles sibilants et ronflants, et depuis plusieurs jours douleur fixe correspondant à la division bronchique du côté droit.

On fait la trachéotomie, et on extrait le noyau avec une pincette; la dyspnée persistant, elle fut attribuée à l'emphysème.

§ 50. Un corps cylindrique et flexible comme un ver lombric, s'il arrive à la division des bronches, peut n'en occuper qu'une; mais il peut aussi se placer à cheval sur l'éperon, de manière à ce que chacune de ses extrémités occupe l'une des divisions bronchiques.

Obs. 148. — G. S., âgé de cinquante-deux ans, épuisé par les soins qu'il avait donnés aux siens atteints de la fièvre miliaire, tombe malade lui-même : grande prostration, frisson et chaleur, langue chargée, anorexie, soif, céphalalgie, grande dyspnee.

Deuxième jour : même état ; dyspnée plus forte ; une saignée modère la dyspnée qui augmente de nouveau le soir.

Troisième jour : anxiété, vertiges, bourdonnement d'oreilles.

Quatrième jour : éruption pustuleuse à l'épigastre à la suite de l'application de l'onguent stibié : même dyspnée.

Cinquième jour : accès intenses de dyspnée ; agitation extrême. Le sixième jour, à plusieurs reprises, suffocation imminente ; difficulté extrême de la respiration qui est sifflante ; le malade indique sans cesse la partie supérieure du sternum comme le siége de ses souffrances. Il meurt à quatre heures.

L'autopsie découvrit un lombric logé en travers sur la bifurcation des bronches.

§ 51. Si le corps arrêté dans les bronches est creux et présente des ouvertures, s'il se trouve placé dans la bronche de telle sorte que l'air puisse le traverser, la respiration n'étant pas gênée, tout l'appareil symptomatique se bornera à une irritation locale.

Obs. 125. — En 1811, un jeune homme, en suçant une patte d'écrevisse, avale l'écaille ; pendant sept ans il présente, indépendamment des signes d'une bronchite à droite, les symptômes les plus bizarres du côté du système nerveux ; en 1818, dans un accès de toux, il rejette avec une expectoration purulente la patte d'une petite écrevisse de rivière ; l'une des branches manquait complétement, et la pointe de l'autre était cassée ; elle avait un pouce et demi de long, et cinq lignes dans sa plus grande largeur ; la respiration s'était faite à travers ce tube écailleux.

§ 52. Le corps étranger est-il rugueux, présentant des aspérités, des pointes, des bords tranchants, il pourra pénétrer les tissus ambiants, y produire une irritation qui, suivant les dispositions particulières de l'individu, déterminera, soit une inflammation locale suppurative (abcès, vomique) :

Obs. 158. — Un enfant de cinq ans, jouant avec d'autres enfants, se prend d'une querelle avec l'un d'eux et jette des cris, aussitot il est pris d'une toux convulsive avec difficulté extrême de respirer, cyanose et imminence d'asphyxie : quelques minutes après, les symptômes disparaissent et le calme se rétablit.

On apprend qu'au moment où il jeta des cris, l'enfant avait dans la bouche une fève de haricot.

Les accès de suffocation reparurent à des intervalles plus ou moins rapprochés.

Le septième jour, on fait la trachéotomie; rien ne fut expulsé et la plaie guérit au bout de quinze jours.

Enfin, trois mois après, l'enfant est pris d'un violent accès de suffocation avec toux convulsive et face cyanosée, qui donne lieu à l'expulsion violente d'un flot de matières mucoso-purulentes fétides.

Le lendemain, les mêmes accidents reparurent, et, en examinant la matière de l'expectoration, on y trouva l'épiderme du haricot et la fève elle même germée.

Soit une inflammation étendue (pneumonie, gangrène) :

Obs. 151. — Un jeune homme de vingt-deux ans riait pendant qu'il mangeait de la volaille; tout à coup il est pris d'un accès de toux avec suffocation; il avait senti un corps étranger pénétrer dans le conduit aérien. Les accidents se calmèrent rapidement; après une toux avec crachats blancs et spumeux qui dura quinze mois, l'expectoration devint fétide et teinte de sang; ces caractères se prononcèrent de plus en plus pendant les deux années suivantes.

De trois en trois semaines, les crachats étaient plus abondants, plus sanguinolents et plus fétides. Quatre ans après l'accident, on constatait l'état suivant : matité du côté droit, résonnance vocale, gargouillement en arrière, râles sibilants et muqueux; le côté gauche est normal; les forces conservées, l'appétit bon ; pas d'altération de la voix.

Quatre mois après, l'appétit se perd, le malade maigrit; il a de la fièvre, de la dyspnée, une toux fatigante, une expectoration abondante, sanguinolente, plus fétide que jamais, présentant les caractères de la gangrène; enfin, après quatre ans et demi de souffrances, le malade meurt.

Autopsie. Poumon droit adhérent ; au sommet, cavité du volume d'une orange, renfermant des débris de tissu pulmonaire désorganisé, nageant dans un liquide brunâtre, d'une odeur caractéristique; au milieu de la face postérieure du même poumon se trouve une cavité plus petite, identique du reste, s'ouvrant dans une bronche; en fendant l'autre extrémité de cette bronche à la première bifurcation de la bronche droite, on trouve une petite pièce d'os libre dans le tube aérien, n'ayant produit qu'un peu d'épaississement de la muqueuse; l'os mesure $0^m,01$ de longueur.

Le reste du poumon est parsemé de cavités plus petites, mais semblables pour le reste aux grandes. Le poumon gauche est sain.

§ 53. La présence d'un corps étranger peut amener la tuberculisation du poumon :

Obs. 153. — Une pièce de dix sous avait pénétré dans les voies aériennes d'un ami de Dupuytren; elle resta mobile pendant cinq ans; l'illustre chirurgien proposa l'opération, qui fut refusée. Parti pour l'Inde, le malade y fut pris de phthisie et succomba dix ans après l'accident; on trouva la pièce de monnaie dans une caverne tuberculeuse.

§ 54. Un dernier mode d'élimination, le plus rare de beaucoup, mais non le plus funeste, est celui qui amène le corps étranger à l'extérieur, par suite de la formation d'un abcès dans les parois du thorax :

Obs. 127. — Un enfant de onze ans est pris d'une broncho-pneumonie; quinze jours après, il va bien; plus tard, il éprouve de la douleur vers l'omoplate gauche, avec gonflement et fièvre; la fluctuation étant manifeste, on incise; il en sort du pus épais et un épi de blé, long de trois quarts de pouce; le malade se rappelle l'avoir eu en bouche la veille du jour qu'il est tombé malade et l'avoir avalé en courant.

Hévin, dans son mémoire sur les corps étrangers arrêtés dans l'œsophage, après avoir cité un grand nombre de faits curieux de migration de ces corps, qui se fraient une issue depuis leur siége primitif jusqu'aux parois thoraciques, par la formation d'un abcès sous-cutané, Hévin, dis-je, révoque en doute la plupart des observations qui se rapportent à des épis de chiendent, de blé, d'orge et d'autres grains de cette espèce, qui se seraient ouvert des issues par des abcès sur divers points de la circonférence de la poitrine, après avoir pénétré dans la trachée et les bronches. Il cite lui-même plusieurs observations qui présentent ce mode de terminaison, mais les symptômes décrits par les auteurs n'ont pas levé tous ses doutes, et malgré la toux convulsive qui a signalé l'introduction du corps, malgré l'appareil symptomatique grave qui a accompagné le trajet du corps à travers la poitrine, l'auteur n'est pas certain qu'on ne dût pas rapporter la cause de ces accidents à ce que le corps étranger aurait traversé l'œsophage pour glisser ensuite entre les mailles du tissu cellulaire.

Quelque extraordinaires que lui aient semblé ces cas, HÉVIN avoue que toute discussion doit tomber devant une observation de LÉDELIUS citée par BONET (*Med. septent., lib. 3, de œsoph. affect.*, sect. I, cap. 15). Il s'agit d'une petite fille d'un an, qui avala un épi de froment; le quinzième jour, il se forme une tumeur fluctuante au côté droit, vers les côtes supérieures; on l'ouvre et on en tire l'épi; le sifflement de l'air qui sortait par la plaie ne permettait pas le moindre doute sur la question de savoir si le poumon avait été traversé.

L'académicien, reconnaissant l'authenticité de cette observation, fait toutefois ses réserves sur ce genre de terminaison, en répétant ces mots de PARÉ : « *Il me semble que c'était forfaict (témérité) à nature d'avoir expulsé ledit espy de la substance des poulmons, avoir fait ouverture à la membrane pleurétique et aux muscles qui sont entre les costes, et néantmoins receut guarison, et croy qu'il soit encores vivant*, » réflexions par lesquelles AMBROISE PARÉ termine la citation du fait suivant :

Un écolier, nommé Chambellan, natif de Bourges, estudiant à Paris au collège de Presle, avalla un espi d'herbe nommé gramen, lequel sortit quelque temps apres entre les costez tout entier, dont il en cuida mourir; et fut pensé par defunct monsieur Fernel et monsieur Huguet, Docteurs en la faculté de médecine.

§ 55. Pour la durée et la terminaison de ces accidents, l'examen des faits nous apprend que sur 52 cas de corps étrangers situés dans les bronches, où la chirurgie n'est pas intervenue, 30 ont guéri et 22 sont morts. Sur les 30 guérisons, 25 se sont opérées par l'expulsion à travers le larynx, et 5 par des abcès périthoraciques. Dans les premiers, la durée du séjour du corps a varié de 6 jours à 12 ans, elle a été de 22 mois en moyenne; dans les cas d'abcès, la durée a été d'un mois en moyenne.

Sur les 22 morts, 5 ont suivi l'expulsion de corps qui avaient pénétré de 3 mois à 18 ans auparavant, et 17 l'ont précédé, l'accident remontant au maximum à 10 ans et en moyenne à 17 mois.

§ 56. En résumé, les faits où l'opération n'a pas été pratiquée, nous fournissent les données suivantes sur la marche de la maladie ; nous n'avons pas tenu compte de la durée minimum qui correspond à l'expulsion immédiate.

	GUÉRISON.			MORT.		
	NOMBRE des cas.	DURÉE maximum.	DURÉE moyenne.	NOMBRE des cas.	DURÉE maximum.	DURÉE moyenne.
LARYNX.... 34	21	7 ans.	8 mois.	13	2 ans.	5 jours.
TRACHÉE .. 16	4	4 ans.	1 an 15 j.	12	3 sem.	4 jours.
BRONCHES . 52	30	12 ans.	22 mois.	22	18 ans	17 mois.
TOTAL... 102	55			47		

CHAPITRE IV.

DIAGNOSTIC.

§ 57. Après avoir étudié les symptômes auxquels donne lieu la présence des corps étrangers dans les voies aériennes, nous devons nous poser le problème inverse, à savoir : étant donné un malade présentant les symptômes décrits, pourrons-nous reconnaître la cause de ces accidents? Cette question ne laisse pas que de présenter souvent de sérieuses difficultés.

Quand on a des renseignements suffisants sur la manière dont a débuté la maladie, les symptômes observés ne peuvent lever tout doute; mais, comme nous l'avons déjà fait remarquer, il arrive souvent que le corps étranger pénètre dans les voies aériennes sans qu'aucun signe n'accompagne son introduction.

En général, quel que soit le siége que le corps occupe, les symptômes et, par suite, les éléments du diagnostic varieront suivant que l'examen portera sur un accident récent ou déjà ancien; dans le second cas, des altérations pathologiques seront venues voiler les signes qui précédemment permettaient de constater la présence du corps; tandis que dans le cas où l'accident est récent, les symptômes arrivent quelquefois si rapidement à leur summum de gravité, que l'imminence du danger donne à peine au médecin le temps de recueillir quelques renseignements. Il devra d'abord éliminer toutes les causes qui peuvent provoquer des symptômes semblables; à cet effet, il examinera l'arrière-bouche et le pharynx, introduira avec soin une sonde dans l'œsophage pour s'assurer de l'absence de tout arrêt dans ce conduit; en tenant compte des antécédents et de l'examen des organes, le médecin parviendra à distinguer ces symptômes de ceux que produirait une maladie idiopathique des voies aériennes, telle que le croup, une laryngite, etc.

§ 58. *Larynx.* — L'apparition subite d'une toux convulsive avec dyspnée, envie de vomir, aphonie, symptômes asphyxiques graves, douleur à la région prélaryngienne, absence de fièvre, la cessation de ces accidents, pour reparaître ensuite avec une égale intensité, ne peuvent être rapportées à aucune autre cause, et, en l'absence même de tout renseignement étiologique, on peut se prononcer sur l'existence d'un corps étranger faisant plus ou moins obstacle à l'introduction de l'air dans les voies aériennes supérieures.

L'ensemble des symptômes décrits ci-dessus n'est même pas nécessaire; en effet, si, en avalant de travers, on est pris d'un accès de toux qui se calme bientôt en laissant une douleur fixe dans un point de la région prélaryngienne; si l'inspiration et l'expiration forcées augmentent cette douleur; si la voix est plus ou moins altérée: il est certain qu'un corps étranger a pénétré dans les voies aériennes supérieures et s'y est fixé. S'il n'est fixé que par une de ses extrémités, le malade rendra compte d'une sensation de déplacement de l'extrémité libre, symptôme commun aux polypes laryngés pédiculés.

§ 59. Si l'asphyxie a pris de suite les caractères de la plus haute gravité, avec congestion cérébrale, coma, comme il arrive dans les cas d'introduction de lombrics, le médecin se trouve en face d'un ensemble de symptômes qui n'a rien de pathognomonique. C'est alors l'examen de l'arrière-bouche où il pourra découvrir l'extrémité du ver, l'asphyxie inexplicable par aucune autre cause, enfin l'indication vitale qui le mettront sur la voie d'un traitement souverain; et s'il n'a pu arriver à la certitude, s'il n'y a que des probabilités en faveur de son opinion, il doit inciser la trachée pour assurer son diagnostic et sauver ainsi un malade voué sans cela à une mort certaine.

§ 60. Une fois les premiers accidents consécutifs à l'introduction calmés, s'ils sont remplacés par une irritation chronique du larynx, avec sensation de gêne dans les parties latérales, expectoration muco-purulente, affaiblissement général, fièvre, etc., c'est que le corps étranger est dans l'un des ventricules de MORGAGNI; toutefois le diagnostic ne peut se baser que sur les renseignements étiologiques; à défaut d'eux, nous n'avons aucun signe différentiel entre cet état et certaines affections chroniques du larynx.

§ 61. *Trachée.* La sensation du malade, les déplacements, les mouvements de va et vient du corps étranger, le bruit de grelottement, les accès de toux convulsive coïncidant avec l'élévation du corps, l'emphysème sous-cutané aux parties latérales du cou, sont des signes certains de la présence d'un corps étranger dans la trachée.

§ 62. *Bronches.* Ici, outre les renseignements étiologiques, nous avons pour puissant adjuvant les signes physiques que donnent l'examen du thorax, la percussion et l'auscultation.

La dyspnée, le sentiment douloureux dans un point de la partie supérieure du thorax, surtout à droite, la diminution du murmure vésiculaire ou le silence complet du côté où siége la douleur, tel est l'ensemble de symptômes qui accuse la présence d'un corps étranger engagé dans les bronches; mais bientôt la scène change; la bronchite, la pneumonie, la phthisie même, se déclarent, et alors le problème devient tellement obscur, qu'à moins d'avoir suivi le malade depuis le moment de l'introduction du corps, on ne peut découvrir la cause de lésions qui ont tant de raison d'être par elles-mêmes.

§ 63. Par ce coup d'œil rapide jeté sur le diagnostic des corps étrangers engagés dans les voies aériennes, on voit que, s'il est un symptôme général qui se retrouve, quel que soit le siége du corps, c'est celui qui résulte de la sensation du malade; parmi les autres, il en est bien peu de pathognomoniques; il n'y a guère que le bruit de grelottement dans la trachée, l'emphysème sous-cutané sur les parties latérales du cou, enfin l'intermittence des accidents; tous les autres symptômes n'ont qu'une importance relative, et leur ensemble peut seul conduire à la connaissance du mal; et même quand les accidents font une invasion rapide, au point de mettre la vie en danger, loin de prétendre reconnaître le mal, nous nous estimerons heureux de pouvoir dire qu'il y a obstacle à l'introduction de l'air, ce qui peut venir aussi bien du spasme de la glotte, par exemple, que d'un corps étranger.

§ 64. La nature du corps étranger peut, quoique rarement, donner lieu à des symptômes spéciaux qui sont un indice de sa présence; il en est ainsi pour les sangsues qui, en pénétrant dans les voies aériennes, donnent lieu à un écoulement de sang.

CHAPITRE V.

PRONOSTIC.

§ 65. Le pronostic est généralement grave. Le volume, la forme et surtout le siége du corps sont d'une grande importance dans le mode de terminaison de la maladie.

Un corps assez volumineux pénétrant dans le larynx amènera infailliblement l'asphyxie, à moins que l'art n'intervienne.

Si le corps, assez ténu, présente des aspérités qui le fixent dans la muqueuse, il est à craindre que, se détachant, au lieu d'être rejeté au dehors, il ne vienne à tomber dans la trachée et de là dans les bronches.

§ 66. La présence d'un corps étranger dans la trachée n'a de danger réel que par la facilité qu'il a de se fixer, soit supérieurement dans la glotte où il est lancé par la toux, et dans ce cas les accidents deviennent très-graves, soit inférieurement dans les bronches où, s'il n'y a pas autant d'imminence que dans le cas précédent, il n'y en a pas moins de danger dans les suites. Par exemple, une fève se fixe à l'entrée d'une des grosses divisions bronchiques; le poumon du même côté s'hépatise, et la respiration ne se fait que par un seul poumon; si la toux ou une secousse violente vient à déplacer la fève, elle pourra remonter vers la glotte et être rendue, ou retomber dans la division bronchique du côté opposé, et dans ce cas la terminaison fatale est prochaine; car le seul poumon qui respirait est obstrué, et celui qui donne accès à l'air est hépatisé et, par suite, impropre à la respiration.

§ 67. Le pronostic, dans le cas de fixation du corps dans les bronches, varie beaucoup d'après la forme et la nature des corps. Si c'est une fève qui peut se gonfler, il est à craindre que, mobile d'abord, au bout d'un temps assez court, on ne puisse plus espérer la voir se déplacer, à moins qu'elle ne se désagrège.

M. Roux ne connaissait pas de fait de haricot engagé dans les voies aériennes où la mort soit arrivée plus tard que le quatrième jour; un simple coup d'œil jeté sur nos tableaux suffira pour renverser cette opinion, d'autant plus étonnante qu'elle émane d'un homme éminent dans la science.

§ 68. Si le corps a une surface inégale, s'il présente des aspérités qui s'engagent dans les tissus, deux terminaisons peuvent arriver : ou bien l'inflammation se limite autour du corps, il se forme une vomique qui le renferme, et il est rejeté au bout d'un temps variable avec une quantité plus ou moins considérable de pus infect; mais bien souvent le malade affaibli succombe dans le marasme; ou bien l'inflammation s'étend à une portion plus ou moins considérable du poumon, et le malade court encore de grands risques.

Enfin, l'irritation causée par la présence d'un corps étranger dans les ramifications bronchiques peut causer le développement de tubercules pulmonaires, quand il y a prédisposition chez le sujet.

A côté de ces conséquences funestes, nous en trouvons un autre ordre plus heureux, mais trop rare : c'est la terminaison par abcès extérieur.

§ 69. Un fait qui ressort des observations, c'est l'intermittence des accidents, circonstance souvent fatale au malade, en ce sens que l'on croit à la guérison et qu'après un intervalle de temps plus ou moins long, on voit se reproduire avec une intensité égale et souvent plus forte tous les symptômes qui ont accompagné l'introduction du corps : cette intermittence dépend précisément de la fixation momentanée du corps dans un tuyau bronchique, d'où il est de nouveau lancé vers la glotte où il peut s'arrêter et causer ainsi une asphyxie foudroyante.

La connaissance du corps étranger, de sa forme, de son volume, sont autant de données qui peuvent faire présumer le mode de terminaison. Les faits montrent ici combien la nature est bizarre et souvent en contradiction avec le raisonnement; ainsi, tandis qu'une jeune fille de seize ans rend au bout de cinq semaines une cheville de violon d'enfant qui s'était engagée dans les bronches, nous voyons se terminer par la mort les accidents causés par l'introduction d'une aiguille, d'une arête de poisson, d'une fève, etc., etc.

§ 70. Dans le relevé que nous avons fait de 102 observations, nous avons divisé les intervalles de temps qui séparent le moment de l'accident de celui de l'expulsion en quatre périodes, savoir :

L'expulsion immédiate, celle qui se fait pendant les huit premiers jours, le premier mois, et enfin après un temps plus long, dont la durée est variable.

	Guérison.	Mort.
Immédiatement	7	14
1 à 8 jours.	4	13
8 à 30 jours	12	3
1 mois à	34	17
	55	47

Ces chiffres montrent que le temps plus ou moins long pendant lequel le corps a séjourné dans les voies aériennes n'est pas une circonstance très-défavorable; en effet, sur 51 cas dont la durée du séjour a varié entre 1 mois et 17 ans, nous voyons 34 guérisons spontanées et 17 morts.

Au contraire, les accidents immédiats sont plus graves; car, sur 21 cas, nous comptons 14 morts; il en est de même des huit premiers jours, où, sur 17 cas, il y a 13 morts.

CHAPITRE VI.

TRAITEMENT.

§ 71. Divers moyens ont été successivement vantés, les uns empyriques, les autres rationnels.

L'huile administrée dans quelques cas a été suivie de l'expulsion spontanée du corps, et on n'a pas manqué d'attribuer la guérison au médicament, que l'on a regardé comme calmant les muscles constricteurs du larynx.

On donne presque toujours des vomitifs et, disons-le de suite, jamais cette médication n'a été suivie de succès, tandis qu'elle a souvent aggravé l'état du malade; et, en effet, dans l'acte du vomissement, la glotte se ferme et on peut tout au plus espérer faire remonter un corps engagé dans les bronches, pratique dangereuse comme nous l'avons dit plus haut.

Les sternutatoires sont un moyen moins violent et plus favorable. Enfin, on provoque la toux, on frappe sur le dos; on a été jusqu'à suspendre les malades par les pieds, la tête en bas. Cette pratique, couronnée de succès dans le cas de Brodie, a été préconisée par le docteur Hansford, médecin aux colonies; il fait coucher ses malades horizontalement sur un banc, la face tournée en bas; il leur ordonne de faire une large inspiration et pendant ce temps, au moyen de un ou deux coups violents appliqués sur le dos avec un coussin dur, il facilita, dans différents cas, l'expulsion d'une épingle, de graines de pastèques, de grains de blé et d'une grosse perle de verre.

Parlerons-nous du cathétérisme laryngien de Dessault? Nous n'y voyons aucune chance favorable, tandis que, si le corps est dans le larynx, la sonde peut le pousser dans la trachée et diminuer ainsi momentanément les accidents, mais diminuer aussi les chances tant de l'expulsion que de l'extraction.

Nous ne nous arrêterons pas à des moyens dans l'efficacité desquels nous avons peu de confiance, pour ne pas dire qu'il en est qui peuvent être dangereux.

§ 72. La méthode employée par Duncan et par Hansford, toute rationnelle qu'elle semble être, peut devenir dangereuse; elle est basée sur une violente secousse imprimée au corps dans le but de déplacer un corps fixé et d'en favoriser l'expulsion.

Nous allons citer un fait qui démontre l'avantage qui peut résulter d'un tel déplacement.

Obs. 120. — Un garçon âgé de treize ans saute, le 3 mars 1821, par dessus un ruisseau, tandis qu'il avait en bouche un pruneau; le noyau s'arrête dans le cou et cause immédiatement des douleurs dans le haut de la poitrine, du côté droit; on lui donne des coups dans le dos, on le fait manger; pendant ce temps, il lui semble que le noyau était descendu plus bas; la douleur avait diminué; à la suite d'un fort accès de toux, il crache un peu de sang; la dyspnée persiste seule, et on manque de signes d'où l'on puisse conclure à la situation du corps étranger. La toux persistant pendant quelques jours, on ne pouvait plus admettre que le noyau était dans l'estomac; on donna des médicaments variés; un vomitif ne fut suivi d'aucun résultat favorable.

Une toux intermittente, une douleur dans le côté droit, tantôt plus haut, tantôt plus bas, une dyspnée peu intense, sans fièvre, tels étaient les symptômes qui avaient presque disparu, lorsque le 24 mars l'enfant tombe d'une échelle et sent pour la première fois que quelque chose s'était remué dans le côté droit.

Le 25, dans la journée, il est pris d'une toux vive avec hémoptysie, et sent quelque chose s'élever dans le cou; il demande qu'on le frappe dans le dos, et aussitôt le noyau est expulsé.

Voilà donc un exemple de secousse violente suivie d'une issue favorable. Mais il n'en est pas toujours ainsi, et nous avons cité (obs. 145) un fait où, à la suite d'une chute, le corps engagé jusque-là dans une division bronchique, avait été déplacé et était allé se fixer dans l'autre, ce qui avait amené une prompte asphyxie.

Ce mode de traitement est donc loin de nous présenter des chances très-favorables, sans parler des manœuvres qu'il nécessite et qui sont empreintes d'un certain cachet de barbarie, devant lequel on ne recule peut-être pas quand on a à faire à des esclaves, comme dans les cas de Hansford, mais que la chirurgie de notre siècle ne saurait adopter, surtout quand elle a des ressources plus sûres.

§ 73. Après s'être assuré *de visu* et avec le doigt que rien ne comprime l'épiglotte, il faudra avec une sonde métallique examiner les replis pharyngiens, puis on pratique le cathétérisme œsophagien, et si le résultat de cet examen est négatif, assuré de la présence du corps dans les voies aériennes, on a deux voies à suivre : d'une part, l'expectation, de l'autre, on peut frayer une voie artificielle au corps étranger.

§ 74. Le corps est-il petit, s'il s'est maintenu au-dessus de la glotte sans provoquer d'accidents asphyxiques, on peut se borner à l'emploi de moyens adoucissants ; en effet, l'expérience nous apprend que l'expulsion spontanée est la terminaison la plus fréquente dans ce genre d'accidents.

§ 75. Si, au contraire, le corps par son volume et par son siége met obstacle au libre cours de l'air, l'indication est précise, il faut favoriser sa sortie par une opération.

§ 76. Enfin, quand le corps s'est fixé dans une division bronchique, de manière à ne plus pouvoir être atteint par nos instruments, l'art reste impuissant et abandonne à la nature le sort du malade, tout en conservant un dernier espoir, dans le cas où le corps venant à se déplacer, il se rapproche de la partie supérieure de l'arbre aérien et rentre ainsi dans la catégorie des faits où notre intervention peut être utile

§ 77. Il suit de là que, d'après la nature et le siége du corps, l'opération sera urgente, si l'asphyxie est imminente ; ou bien encore, elle sera pratiquée en vue d'accidents moins rapides, mais non moins dangereux.

§ 78. Nous ne prétendons pas faire ici l'historique de la trachéotomie, nous nous contenterons d'examiner cette opération dans ses applications aux cas qui nous occupent.

Si la plupart des chirurgiens sont d'accord pour admettre que l'opération bien faite ne présente point de danger, DIEFFENBACH en compare les chances avec celles de la trépanation; sans nous rendre compte de cette opinion que les faits démentent si formellement, nous pensons que la trachéotomie est une opération qui ne présente par elle-même d'autre danger immédiat que l'hémorrhagie et l'introduction du sang dans la trachée; en éliminant cette difficulté qui disparaît devant le bistouri d'un chirurgien habile, nous ne voyons plus de condition défavorable que dans les accidents consécutifs à l'opération.

§ 79. Ces accidents ont pour cause principale l'introduction de l'air froid dans le poumon; de là les terminaisons fatales qui ont puissamment contribué à jeter un jour fâcheux sur un moyen qui bien souvent est le seul ancre de salut; d'ailleurs on ne saurait comparer une opération pratiquée sur des tissus sains à celle que l'on fait dans les cas de maladies des voies aériennes; car, dès l'expulsion du corps étranger, on referme la plaie et on échappe ainsi aux dangers qui peuvent suivre la présence de la canule et l'introduction dans le poumon d'un air trop froid. A l'appui de cette doctrine, nous pouvons citer les paroles suivantes de notre savant maître: « L'indication la plus favorable et la plus « brillante de la trachéotomie est la présence d'un corps étran-« ger libre ou fixe dans l'arbre aérien » (SÉDILLOT, *Traité de médecine opératoire*, 2e éd., vol. II, 2e partie, p. 402).

§ 80. BOYER veut que l'on opère dès que l'on croit à la présence d'un corps étranger; DUPUYTREN, MAISONNEUVE n'y consentent qu'après avoir acquis la certitude de son introduction. Le corps étant fixé, le célèbre chirurgien de l'Hôtel-Dieu n'opérait que lorsqu'il en connaissait exactement le siége; d'autres ne pratiquaient pas l'opération quand le corps était situé trop profondément pour pouvoir être atteint avec une pince; d'autres enfin attendaient que les accidents les plus graves se fussent calmés.

§ 81. Pour nous, sans poser de règle uniforme et absolue, nous pensons qu'il faut se guider d'après les symptômes.

Le corps obstrue-t-il la glotte, il y a une indication vitale qui ne demande même pas un diagnostic plus rigoureux que celui qu'on peut souvent poser en pareil cas: rétablir d'abord la respiration, puis rechercher le corps, telle est la conduite à tenir; à cet effet, après s'être assuré qu'en fermant la plaie, l'asphyxie reparaît et que, par conséquent, l'obstacle siége au-dessus de l'ouverture artificielle, on introduit de bas en haut un stylet, dans le but de reconnaître le corps étranger, puis on l'extrait si faire se peut; dans le cas où cette investigation n'amène pas de résultat, deux voies se présentent au médecin: l'une consiste à placer une canule et à remettre au lendemain une nouvelle exploration ou même la section du larynx; c'est le procédé qu'a suivi M. le professeur Ehrmann dans l'heureuse extraction du polype du larynx qu'il a pratiquée en 1844, et dont l'histoire se trouve relatée dans un fascicule du musée d'anatomie de la faculté.

Mais telle a été aussi la source des regrets que M. le professeur Sédillot énonce dans sa médecine opératoire en racontant l'histoire d'un enfant auquel il avait pratiqué la trachéotomie pour un os siégeant dans le larynx; cédant aux conseils des consultants qui l'entouraient, il remit au lendemain la section du larynx, et dans ce délai le malade mourut asphyxié.

§ 82. Ce fait nous conduit à la seconde ressource qui se présente au chirurgien, c'est de réunir dans la même séance la section de la trachée et la laryngotomie.

L'avantage que présente la première manière d'agir est de rétablir la respiration et de laisser l'hémorrhagie bien s'arrêter, pour ensuite opérer plus facilement sur le larynx, sans crainte de complications; cette conduite, dictée par la prudence, assure le manuel opératoire et met fin à l'imminence d'asphyxie, mais nous avons vu que l'une des sources principales des accidents consécutifs à la trachéotomie était l'introduction de l'air froid dans le poumon; nous avons vu également que si l'opération présente plus de chances de succès quand elle est appliquée à l'extraction des corps étrangers, elle le doit à ce qu'on peut immédiatement refermer l'ouverture artificielle et rétablir ainsi le cours naturel de l'air; du reste, la division de l'opération en deux temps bien distincts peut être une circonstance favorable pour l'extraction d'un polype, tandis qu'elle l'est moins pour celle d'un corps étranger.

§ 83. *Larynx.* Voyons d'abord ce que les faits nous apprennent relativement aux résultats de l'opération: sur 22 cas où l'opération a été pratiquée, 15 ont guéri et 7 sont morts, ce qui fait 2/3 de guérisons.

Mais, pour ne pas nous arrêter à des chiffres résultant de la réunion de faits qui n'ont entre eux que l'analogie du siége du corps, examinons de plus près les divers éléments qui peuvent ressortir de ces données.

Sur les 15 cas de succès, l'opération a été pratiquée 13 fois dans un délai peu éloigné de l'accident, 18 jours au maximum, 5 jours en moyenne. Dans les 2 autres, le délai plus long a été de 3 semaines dans l'un et de 6 semaines dans l'autre.

Quant aux insuccès, sur 7 cas, 5 portent sur des accidents récents (3 jours au plus), les 2 autres remontent à 15 jours et 3 semaines d'invasion.

Analysons rapidement ces cas malheureux: 1° Opération: on ne découvre pas le corps; asphyxie 15 jours après, pas d'autopsie.

2° Opération; on n'extrait pas le corps.

3° Faiblesse du sujet, qui succombe immédiatement après l'opération.

Ces faits sont des plus instructifs; dans l'un, la laryngotomie, répétée deux fois à quinze jours d'intervalle, n'a pas empêché l'opérateur de méconnaître la présence du noyau de prune dans le ventricule droit; dans l'autre, le retard de la laryngotomie eut une fatale issue, et dans la troisième, cette opération eût probablement été également couronnée de succès, sans la circonstance de la faiblesse du sujet, devant laquelle l'art est impuissant.

§ 84. Nous conclurons donc que, dans le cas de corps étranger dans le larynx, entraînant des accidents de quelque gravité, l'indication est précise : inciser la trachée, et si on ne parvient pas à lever l'obstacle par l'introduction d'instruments de bas en haut dans le larynx, ne pas tarder à pratiquer la laryngotomie.

§ 85. *Trachée.* Nous avons vu que dans la trachée le mouvement de va et vient du corps sur lequel repose la précision du diagnostic, est lui-même une cause de succès pour l'opération; le corps libre dans la trachée est lancé vers la glotte qu'il ne peut franchir, et dès qu'il trouve une issue au-dessous, il s'échappe au dehors.

§ 86. L'indication d'opérer persiste, quoiqu'elle soit moins précise, quand le corps n'est pas libre dans la trachée.

Sur 29 opérations pratiquées dans ce cas, 26 ont été suivies de guérison et 3 de mort, ou neuf dixièmes de guérisons.

Quant à l'issue fatale, qui trois fois a suivi l'opération, la cause en a été, dans un cas (obs. 99), la faiblesse du sujet qui n'a pu se ranimer et dont les derniers efforts ont expulsé la fève; dans les deux autres, l'autopsie a découvert la fève énormément gonflée et fixée dans une bronche.

Ici encore, opérer le plus tôt possible est la seule conduite à tenir; si le corps est libre, il sera lancé hors de la plaie; s'il est fixé, on devra chercher à l'atteindre pour l'extraire.

§ 87. *Bronches.* A mesure que nous avançons dans l'arbre bronchique, nous voyons diminuer l'efficacité de notre art et nous sommes bien souvent spectateurs inactifs des efforts salutaires de la nature; sur 17 opérations pratiquées pour des corps fixés dans les bronches, 9 ont été couronnées de succès.

§ 88. Les corps sont, suivant leur volume, ou trop éloignés dans les ramifications bronchiques pour qu'aucun instrument puisse les atteindre, ou fixés dans l'orifice d'une des divisions de la trachée; dans le premier cas, à la suite d'un travail éliminatoire, le corps peut, en remontant vers la trachée et la glotte, redevenir accessible à nos moyens chirurgicaux; dans le second, ou bien il y a mort subite, si le corps empêche complétement le passage de l'air, ou bien le malade ne respire que par un poumon, l'autre subissant diverses altérations pathologiques; ici l'art ne peut être de quelque secours que quand il peut ébranler le corps ainsi enclavé, et son intervention aura d'autant plus de chances favorables que l'accident sera plus récent et que le gonflement des parties n'aura pas encore fixé le corps trop fortement, ou que l'altération anatomo-pathologique ne sera pas trop avancée pour que, en cas d'extraction, la guérison puisse s'ensuivre.

Obs. 86. — Une petite fille de sept ans présentait les symptômes consécutifs à l'introduction d'une fève dans les voies aériennes; un vomitif avait amené du soulagement après l'expulsion de plusieurs haricots. La toux, la dyspnée, une douleur au haut de la poitrine persistèrent, M. Trowbridge doutait de la présence d'un corps dans les bronches, lorsque, dans la nuit, les accidents reparurent. L'opération fut pratiquée le lendemain matin et la fève ne sortit pas; l'introduction d'une sonde dans la trachée provoqua une légère hémorrhagie qui fit cesser toute tentative.

Le lendemain soir, concluant des symptômes que la fève était fixée dans la division de la trachée du côté gauche, M. Trowbridge prit un fil d'argent de douze pouces de long, le recourba par son milieu en forme de crochet, l'introduisit du côté droit et le tourna ensuite brusquement à gauche pour saisir la fève qu'il put ainsi amener au dehors.

La même opération fut répétée quatre ans après par M. TROWBRIDGE dans un cas semblable avec le même succès.

§ 89. Si la toux empêchait l'introduction de tout instrument dans la trachée, on pourrait administrer un sternutatoire; un autre moyen a été mis en usage par M. BERTANI; le fait unique qui s'y rapporte ne nous permet pas d'en tirer des conclusions:

OBS. 99. — Un enfant de quatre ans, jouant avec des haricots, est pris de suffocation et de toux intermittente; soixante-trois heures après, on l'apporte à l'hôpital presque mourant; on fait la trachéotomie, on voit la fève et, au moment où on allait la saisir, elle retombe; on place alors une canule au moyen de laquelle on fait une aspiration; la suffocation déterminée par là fut suivie d'une expiration énergique qui chassa la fève.

L'enfant ne put se relever, et, malgré le résultat favorable de l'opération, il mourut vingt-quatre heures après, sans que l'autopsie ait fait découvrir de lésion appréciable.

§ 90. Si l'emploi de ces divers moyens n'amène pas de résultat favorable, il faut attendre; car il arrive souvent que la toux, après la désagrégation du corps, si c'est une fève, parvienne à le dégager et à l'expulser; aussi, dans cette prévision, est-il urgent de maintenir béante l'ouverture trachéale; la canule nous semble, dans ce cas, d'un emploi dangereux, vu que le corps venant à remonter pourrait ne pas s'y engager et retomber. Nous préférerions employer un autre mode de dilatation permanente, à l'aide d'un instrument analogue à l'ophthalmostat.

§ 91. Sur 17 opérations pratiquées pour extraire des corps fixés dans les bronches, 9 ont été heureuses; deux fois l'expulsion s'est faite plus tard par les voies naturelles; l'opération a été pratiquée dans un délai variable de 1 jour à 3 mois après l'introduction, en moyenne 26 jours après.

Dans les 8 cas malheureux, l'opération pratiquée en moyenne 11 jours après l'accident, le corps fixé n'a pu être extrait.

Dans ce cas, la proportion des guérisons est donc un peu plus de la moitié de celle des morts.

§ 92. Ainsi, en réunissant les données fournies par les faits sur l'issue de l'opération et l'époque à laquelle on l'a pratiquée après l'accident, nous trouvons :

	TOTAL des CAS.	GUÉRISON.			MORT.		
		NOMBRE.	DURÉE maximum	DURÉE moyenne.	NOMBRE.	DURÉE maximum.	DURÉE moyenne.
LARYNX	22	15	6 sem.	5 jours	7	3 sem.	8 jours
TRACHÉE	29	26	3 mois	8 jours	3	4 jours	2 jours
BRONCHES	16	9	3 mois	26 jours	8	39 jours	11 jours
	68	50			18		

§ 39. Après avoir examiné les chances de l'opération suivant le siége occupé par le corps étranger, nous pouvons dire que, souveraine dans les cas où le corps est dans la trachée (9/10), elle l'est aussi le plus souvent quand il s'agit du larynx (2/3), et qu'enfin son application au cas de fixation dans les bronches nécessite des indications spéciales qui peuvent la rendre favorable.

§ 94. Si maintenant nous comparons ces résultats à ceux que nous donnent les cas traités par l'expectation,

	TOTAL DES CAS.		GUÉRISON.			MORT.		
			NOMBRE.	DURÉE maximum.	DURÉE moyenne.	NOMBRE.	DURÉE maximum	DURÉE moyenne
LARYNX..	56	sans opér.	21	7 ans	8 mois	13	2 ans	5 jours
		opération.	15	6 sem.	5 jours	7	3 sem.	8 jours
TRACHÉE.	45	sans opér.	4	4 ans	1 an 15 j.	12	3 sem.	4 jours
		opération.	26	3 mois	8 jours	3	4 jours	2 jours
BRONCHES	69	sans opér.	30	12 ans	22 mois	22	18 ans	17 mois
		opération.	9	3 mois	26 jours	8	31 jours	11 jours
	170		105			65		

nous trouvons pour le larynx 2/3 de guérisons; proportion identique à celle des cas opérés, si ce n'est qu'elle porte sur des faits dont un certain nombre sont sans gravité, tandis que les cas où l'on a opéré étaient tous des plus dangereux.

§ 95. Pour la trachée, les cas de guérison ne forment qu'un quart; l'énorme différence de ce chiffre avec 9/10 que nous donnent les opérations prouve qu'ici le succès est assuré; la raison en est dans le diagnostic certain que l'on peut poser.

§ 96. Enfin, pour les bronches la proportion est de 3/5, tandis que nous comptons 1/2 de guérisons avec l'opération; ici la comparaison est difficile, car la plupart des corps étrangers qui ont pénétré dans les bronches pour n'en sortir qu'à la faveur d'un travail pathologique, étaient trop éloignés pour autoriser une opération qui eût été inutile.

§ 97. En résumant ce qui précède, nous dirons donc que la présence d'un corps étranger dans le conduit aérien, depuis la glotte jusqu'à la racine des bronches, est l'indication la plus précise de la bronchotomie, qui doit être faite de manière à se rapprocher le plus du corps; si l'asphyxie est rapide, en raison du siége et du volume du corps, l'opération sera pratiquée d'urgence; si les accidents causés par le corps sont moins graves, on exigera un diagnostic plus précis, pour fixer l'opérateur dans la détermination qu'il aura à prendre.

§ 98. Nous ne prétendons pas donner ici l'histoire de la trachéotomie; nous ne suivrons pas les chirurgiens des diverses époques, préconisant tel ou tel procédé opératoire; nous réduirons la question aux préceptes les plus simples.

L'incision de la trachée devra être faite dans tous les cas; si le corps est dans le larynx, on placera une canule dans la trachée et on incisera le larynx; mais là ne s'arrête pas la tâche du chirurgien. Nous avons vu que souvent les corps étrangers se logent dans les ventricules; il faut donc explorer avec soin toutes les parties mises à découvert et éviter ainsi les insuccès qui ont suivi la laryngotomie, pratiquée quelquefois à deux reprises sans avoir extrait le corps, que l'autopsie a fait découvrir dans l'un des ventricules.

OBS. 52. — Un enfant de deux ans avale un noyau de cerise qui pénètre dans le larynx; M. CORBET fait la laryngo-trachéotomie; les accidents cessent et on croit à l'expulsion, quoiqu'on n'ait pas découvert le noyau; on pense que, dans un accès de toux, il a passé dans le pharynx.

Les quatorze premiers jours, l'enfant va bien; la plaie guérit, lorsque les accidents asphyxiques reparaissent; M. CORBET répète l'opération; la respiration se rétablit et on ne trouve rien; l'enfant meurt asphyxié, et l'autopsie découvre le noyau dans le ventricule droit de MORGAGNI, dont la muqueuse était ulcérée en ce point.

§ 99. Une autre cause d'erreur pour le chirurgien qui a pratiqué l'opération, c'est la présence de plusieurs corps dans les voies aériennes; après l'expulsion de l'un d'eux, on ferme la plaie et les accidents persistent.

OBS. 40. — Une petite fille de quatre ans, ayant dans la bouche un haricot, l'avale et immédiatement après, elle est prise d'un violent accès d'étouffement: ces accès intermittents laissent dans leurs intervalles de la dyspnée, un pouls fébrile, une douleur fixe sous le larynx, surtout à la pression; une respiration croupale; lors de la toux, on remarque le choc d'un corps contre le ligament crico-trachéal.

Le docteur KEYLER pratique l'opération; une sonde en argent introduite est rejetée par la toux, et aussitôt après, un petit corps dur est expulsé avec des mucosités sanguinolentes; ce corps santa au visage du chirurgien qui en ressentit la sensation d'un grain de sable; une nouvelle exploration ne révéla rien; une heure et demie après, l'enfant étant couché, la toux revient; la douleur sous-laryngienne a disparu; la dyspnée est augmentée; le pouls petit et fréquent; l'enfant est très-remuant, il a une soif vive; la plaie reste ouverte; les symptômes semblaient s'amender, quand, dans la nuit qui précéda le sixième jour, le père trouva dans le lit un haricot rond, gonflé, humide, mou, dont l'épiderme se détachait comme il arrive quand une fève a séjourné dans un liquide; l'enfant le reconnut pour celui qu'il avait avalé; on réunit la plaie par des sutures sanglantes.

Dans l'après-midi, il survint un accès de toux pendant lequel un haricot mou fut rejeté par la bouche, et l'enfant s'endormit tranquillement. A partir de ce moment, les accidents diminuèrent, et le vingt-deuxième jour la guérison était complète.

Le premier haricot ne provenait probablement pas des bronches; le second semble avoir séjourné dans les ventricules de MORGAGNI.

§ 100. Quand les tentatives d'exploration n'ont pas été couronnées de succès, le larynx ayant été incisé, on maintiendra la plaie ouverte, à moins que tout accident ait disparu.

§ 101. Si le corps siége au-dessous de l'ouverture artificielle et qu'il n'a pas été rejeté, on maintiendra l'ouverture béante, sans y introduire de canule; car le corps en remontant ne pourrait pas s'engager. Nous conseillons, à cet effet, le dilatateur à ressort dont il a déjà été question.

§ 101. Dans les opérations de trachéotomie auxquelles nous avons assisté, nous avons pu nous convaincre de l'embarras qui résulte pour le chirurgien de la disposition de la pince dilatatrice de M. TROUSSEAU, dont les branches doivent être maintenues écartées quand on introduit l'extrémité de l'instrument dans l'incision linéaire faite à la trachée; ce mécanisme étant contraire à celui des instruments analogues (pince à pansement) que l'on est habitué à manier, il en résulte un certain embarras qui peut retarder le temps de l'opération, souvent le plus urgent, celui de l'écartement des lèvres de la plaie qui doit rétablir le cours de l'air.

L'instrument une fois introduit, on n'a qu'à en rapprocher les branches, et l'écartement des bords de l'ouverture trachéale ainsi obtenu, il doit être maintenu. Dans les cas qui nous occupent, nous pensons qu'il serait préférable, pour le premier temps au moins, d'avoir une pince à branches croisées, dont la forme, du reste, serait celle du dilatateur, et comme la canule ne peut être que très-rarement employée, nous avons adapté aux branches de la pince une crémaillère sur laquelle joue un écrou; on peut ainsi fixer à volonté l'écartement du dilatateur une fois placé, et on pourrait laisser l'instrument en place jusqu'à l'expulsion du corps, si celui-ci est libre, et pendant les investigations faites dans le but de l'atteindre.

§ 102. Après ces quelques mots relatifs au manuel opératoire, une dernière question nous reste à aborder: dans les cas d'opérations qui ont pour but l'extraction de corps étrangers des voies aériennes, doit-on chloroformer les malades ?

Nous répondrons négativement dans deux cas : 1° Si l'opération est pratiquée d'urgence, vu l'asphyxie imminente; 2° quand le corps est libre dans la trachée et qu'on a la certitude qu'il sera expulsé dès qu'il trouvera une issue favorable.

§ 103. Si le corps est dans le larynx, nous avons vu que, la trachée étant préalablement ouverte, on y introduit une canule pour mettre ensuite la cavité laryngienne à découvert; dans ce cas, nous croyons qu'une fois la canule en place, la respiration bien rétablie, rien ne s'oppose à ce que le malade soit soumis à l'inhalation du chloroforme par la canule; l'anesthésie obtenue, on peut inciser le larynx et en examiner attentivement les replis sans être gêné par les mouvements reflexes que provoquent ces manœuvres sur un homme éveillé.

§ 104. Enfin, quand le corps est fixé à la partie inférieure de la trachée ou à la racine des bronches, les manœuvres nécessaires pour l'extraction sont rendues très-difficiles par la sensibilité de la muqueuse; ici encore, nous pensons qu'on peut chloroformer le malade, pour ensuite, à la faveur de l'anesthésie, introduire, soit des pinces à polype, soit quelque autre instrument approprié, et lui faire suivre la paroi postérieure de la trachée qui, par sa structure membraneuse, peut être déprimée. On arrivera ainsi plus facilement à atteindre et à saisir le corps étranger.

OBSERVATIONS.

Obs. I. *Plomb de chasse introduit dans le larynx; expulsion spontanée après un séjour d'une heure et demie.*

E. Z., âgé de vingt-quatre ans, mangeant du lièvre, éprouve une légère toux après laquelle il continue son repas; une heure et demie après, il est pris d'une toux assez vive avec titillation dans la région laryngienne, et, après quelques instants, il rejette par la toux un plomb de chasse.

Cette observation se rapporte, il est vrai, à un cas bien léger; mais nous l'avons relaté pour montrer le repos absolu qui sépare le moment de l'introduction de celui de l'expulsion, qui est toujours marquée par un accès de toux.

Obs. II. *Esquille de bois engagée dans le larynx et rejetée après un séjour de neuf jours.*

Antoine Witt, âgé de onze ans, colon d'Ostwald, entré le 13 février 1856 à la clinique chirurgicale.

Le matin même, en mangeant une soupe, il sent un corps étranger s'arrêter dans la gorge; il est pris immédiatement d'une toux assez vive qui ne tarde pas à se calmer, en laissant persister la sensation du corps.

La voix n'est pas altérée; la respiration est légèrement striduleuse; la déglutition se fait librement; l'examen de l'arrière-bouche ne donne pas de résultat; une sonde introduite dans l'œsophage passe librement.

Le malade montre un point douloureux correspondant au cartilage thyroïde du côté droit; il dit sentir dans ce point des mouvements d'élévation et d'abaissement, coïncidant avec la parole, l'inspiration et l'expiration.

Le 14, la douleur persistant dans le même point, M. le professeur Sédillot pense que le corps s'est arrêté dans un des replis du pharynx; il prescrit un vomitif avant l'administration duquel il fait manger au malade une panade épaisse; les vomissements ne changent en rien l'état du sujet.

Les jours suivants, la même sensation persiste au même point.

Le 22 février, vers quatre heures du soir, le malade est pris d'une toux assez vive qui dure une demi-heure, après laquelle il rejette une esquille de bois longue de 0m,03, pointue à ses extrémités, et large de 0m,003. La douleur disparut instantanément.

Chercherons-nous à justifier l'opinion qui nous a fait admettre que le corps a séjourné dans le larynx? La toux initiale, celle qui a précédé l'expulsion, et la sensation du malade, jointes aux résultats négatifs du cathétérisme œsophagien, à l'inutilité du vomitif et à l'intégrité de la déglutition pendant la durée du séjour du corps, sont pour nous autant de signes indubitables du siége occupé par le corps.

Obs. III. *Arête de hareng introduite dans le larynx en mangeant, expulsion naturelle après un séjour d'un an.*

Mme X., âgée de trente ans, se présenta le 12 septembre 1855 à notre observation.

D'une constitution forte, d'un tempérament lymphatico-sanguin, elle était au sixième mois de sa cinquième grossesse.

Sept mois auparavant, en mangeant un morceau de hareng coupé transversalement, elle sent tout à coup un picotement correspondant à la réunion des cartilages thyroïdes, sans qu'elle ait ressenti antérieurement de sensation analogue; cette sensation occupe toujours la même place, elle ne varie pas; dès le réveil, elle est là et persiste jusqu'au sommeil; elle n'est suspendue que pendant la mastication et la déglutition, pour reparaître aussitôt après; il existe en outre de l'ardeur dans l'arrière-bouche, et l'examen révèle une petite érosion au voile du palais.

Lors de l'accident, il ne survint qu'une toux légère qui ne reparut que rarement; trois jours après, il se manifeste un gonflement du côté droit du cou sans douleur, et cédant bientôt aux frictions iodées; on cautérise l'arrière-bouche et, tant que dure la douleur produite par le caustique, la malade ne ressent pas celle du larynx, qui reparaît aussitôt après.

Les efforts d'expiration ne donnent lieu à aucun phénomène spécial, tandis que les fortes inspirations réveillent dans la région où siége la douleur une sensation anormale que la malade ne définit pas clairement.

La réunion de ces symptômes nous fit conclure à la présence de l'arête dans le larynx; la marche de la maladie nous faisant espérer une terminaison heureuse, nous conseillâmes l'emploi des adoucissants, attirant l'attention de la malade sur la probabilité de l'expulsion du corps dans un accès de toux.

Cinq mois environ après, nous apprîmes qu'après un gonflement du cou qui avait duré quelques jours, il survint une toux violente qui expulsa l'arête avec une certaine quantité de pus.

Il s'était fait un travail éliminatoire dans le point où le corps était fixé.

Obs. IV. *Dent arrêtée dans le larynx; mort instantanée.*

Catherine Heisser, de Dabo, âgée de six mois, fut apportée le 19 décembre 1854 à la clinique chirurgicale, pour y être opérée par M. le professeur Rigaud d'un bec de lièvre double.

Dans une première séance, la partie de l'os maxillaire faisant saillie fut excisée, en remettant à plus tard la réunion.

Quatre jours après, le 28 décembre, on excise le lobule, on ravive les bords de la plaie et, au moment où on allait passer les épingles, l'enfant, après quelques mouvements de suffocation, succombe entre les mains de l'opérateur.

L'autopsie révéla la présence d'une dent de lait entre les lèvres de la glotte dont elle bouchait entièrement la lumière.

Cette dent provenait de la portion alvéolaire entamée; elle s'était détachée pendant le second temps de l'opération et avait glissé dans le larynx à la faveur d'une forte inspiration faite au milieu des cris.

Ce fait est certes de ceux dont le diagnostic est presque impossible; seulement, ce qui est patent, c'est l'asphyxie, et quand nous sommes en face d'une asphyxie brusque qu'on ne peut rapporter à aucune cause, nous devons, sans perdre un seul instant, ouvrir la trachée et chercher à rappeler le sujet à la vie, quitte à rechercher ensuite s'il y a dans le larynx un obstacle à l'introduction de l'air.

Obs. V. *Haricot dans la bronche droite; opération, sans extraction; mort un mois après.*

Nous devons à l'obligeance de M. le professeur Küss le fait suivant dont il a été témoin :

Dans le courant de l'année 1835, on amena au service de chirurgie de l'hôpital civil de Strasbourg, confié alors à M. Marchal, un garçon de six ans qui, jouant avec des fèves de haricot, en avait avalé une qui, d'après les symptômes, devait avoir pénétré dans la trachée.

On procéda à l'opération de la trachéotomie, qui ne donna aucun résultat; la plaie guérit; mais le petit malade continua à souffrir et fut atteint d'une affection de poitrine qui se termina par la mort un mois après l'accident.

L'autopsie montra la fève fixée à l'entrée de la bronche droite; le poumon du même côté était hépatisé.

Obs. VI. *Anche de sifflet engagé dans la bronche gauche; mort après trois semaines de séjour.*

M. le professeur Rigaud a bien voulu nous communiquer l'observation suivante :

Charles Baumhauer, âgé de neuf ans, de constitution délicate, de tempérament lymphatique, entre à la clinique le 19 avril 1843, au soir.

Voici les renseignements que donnent les parents :

Il y a une quinzaine de jours que l'enfant, s'amusant avec un sifflet fait avec une branche de saule, cherche à produire des sons en faisant de fortes inspirations; tout à coup le cylindre de bois, ayant 4 à 5 lignes de longueur et près de 2 lignes de diamètre, constituant l'anche du sifflet, s'échappe et pénètre dans la gorge de l'enfant. Immédiatement après, accès de suffocation, quintes de toux violente, etc.; un médecin, appelé, constate la présence du corps étranger dans le larynx et cherche vainement à l'extraire; la toux s'étant calmée et la respiration étant devenue assez libre, il se contente de prescrire des boissons adoucissantes.

Pendant une huitaine de jours l'enfant souffre peu et n'éprouve que de temps à autre quelques accès de toux assez violents; une nouvelle consultation a lieu; les médecins constatent l'existence d'un épanchement pleurétique à gauche, et, croyant toute opération inutile, ils envoient le malade à l'hôpital.

Le 10 au matin, on constate de la chaleur à la peau avec fréquence et développement du pouls; l'enfant est dans un état de prostration et répond lentement aux questions qu'on lui adresse; il se plaint d'un peu de douleur dans le côté gauche de la poitrine; la voix est naturelle, la dyspnée assez marquée; la toux est peu intense et suivie d'expectoration muqueuse, incolore (saignée de 100 grammes).

A droite et en arrière, le bruit respiratoire est très-fort; à gauche, il est au contraire faible, comme soufflé; il y a bronchophonie et matité de ce côté (15 sangsues à gauche; sol. gomm.).

Le 11, même état; toux, expectoration incolore; mêmes signes stéthoscopiques qu'hier; insomnie; développement et fréquence du pouls; chaleur à la peau; un peu de douleur dans le côté gauche de la poitrine; constipation depuis plusieurs jours (12 sangsues; sol. gomm.; lav. apéritif).

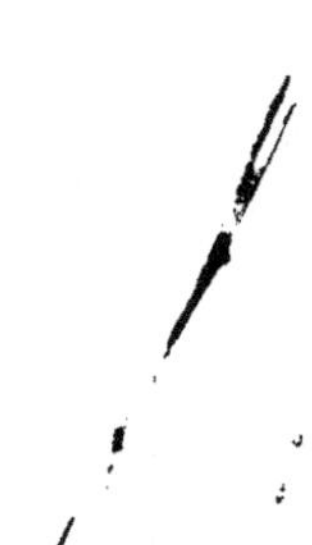

Le 12, fétidité de l'haleine, expectoration incolore; dyspnée; à gauche, vers l'angle de l'omoplate, on perçoit de gros râles muqueux qui se rapprochent du gargouillement; dans le reste du poumon gauche, il y a des râles sous-crépitants humides; la matité persiste. L'enfant ne se plaint pas de douleur; le pouls conserve de la fréquence et du développement; prostration; insomnie; une selle (sol. gomm.).

Le 13, même état.

Le 14, même état. L'enfant est retiré dans la soirée et meurt en ville le 17 avril.

On nous rapporta qu'à l'autopsie on avait trouvé le cylindre de bois occupant la partie supérieure de la bronche gauche; le poumon du même côté était à l'état d'hépatisation grise; quelques adhérences l'unissaient aux parois thoraciques.

Obs. VII. *Ver lombric occupant le larynx et la trachée; mort douze heures après.*

Étienne Desfourneaux, âgé de quarante-six ans, né en Franche-Comté, d'une constitution robuste, d'un tempérament nervoso-bilieux, entré à l'hôpital pour des douleurs rhumatismales avec rétraction des extrémités inférieures et ankylose du coude droit, avait passé de service en service, lorsque je le trouvai dans la salle 102. Ce malade n'attirait pas particulièrement l'attention du chef de service, qui lui faisait suivre un traitement antirhumatismal.

Le 28 décembre 1854, à huit heures et demie du matin, lors de la visite, rien de particulier ne fut observé; toutefois, le matin, l'infirmier de la salle avait remarqué un changement dans la voix du malade, qui l'attribuait à un peu d'enrouement.

Ce même jour, à dix heures du matin, je fus appelé en toute hâte : « Le n° 5 va mourir, » me dit-on. Surpris de l'invasion rapide de cet état alarmant, je me transportai immédiatement auprès du malade et je constatai l'état suivant : décubitus dorsal, résolution des membres ; face boursouflée, lèvres cyanosées, laissant baver des mucosités spumeuses, rougeâtres ; pupilles contractées; sueur froide abondante sur la face ; absence complète de l'intelligence, pas de réponse aux questions qu'on lui adresse ; pouls normal, bruits du cœur clairs et normaux ; aphonie, respiration stertoreuse ; pas d'évacuation, ni vomissements ni toux. Le malade retire ses membres quand on en pince la peau : c'est le seul signe de sensibilité qu'on parvient à réveiller en lui. Cet état était survenu subitement, sans cause connue : je fis appliquer des sinapismes aux extrémités inférieures et des compresses froides sur la tête, et j'attendis une heure pour voir si quelque nouveau symptôme ne viendrait pas jeter quelque jour sur la cause de ces graves accidents. A onze heures, aucun changement ne s'étant produit, je fis appliquer six sangsues aux apophyses mastoïdes de chaque côté. Le malade avait porté de temps en temps les mains vers le cou et le sternum, et enlevait même les compresses froides de sa tête ; mais à partir de ce moment, il resta dans un état d'insensibilité et de résolution complètes.

A quatre heures, la scène était encore la même, avec aggravation de symptômes asphyxiques. Vers sept heures du soir, il y eut quelques tentatives de vomissement, après lesquelles le malade expira.

Résultat de l'*autopsie* faite quarante-huit heures après la mort ; raideur cadavérique prononcée, peau cyanosée. — *Système nerveux central :* Les enveloppes de la moelle épinière, ainsi que la moelle elle-même, ne présentent rien d'anormal ; le cerveau offre un léger piqueté. — *Thorax :* Le péricarde est recouvert d'un tissu œdipeux, dense et épais ; le cœur est peu volumineux, contenant un sang liquide, foncé ; les orifices sont sains. Les poumons crépitent ; en incisant de bas en haut le poumon droit en place, je tombe sur l'extrémité d'un lombric faisant issue hors d'une bronche ; abandonnant alors cette incision, nous ouvrons le larynx et la trachée et trouvons que ce lombric, qui mesure 0^{m},20 de longueur, correspond d'une part à l'épiglotte et de l'autre à la troisième division bronchique du côté droit (la pièce a été déposée au musée anatomique de la faculté de médecine de Strasbourg). La muqueuse, dans toute l'étendue occupée par le lombric, est rouge et recouverte d'écume.

L'examen du tube intestinal fait découvrir dans l'intestin grêle une douzaine de ces vers, de la même longueur que celui qui occupait le sommet de l'arbre aérien; le plus rapproché de la cavité buccale est placé dans la portion du duodénum où se trouve l'orifice du canal cholédoque.

J'ai rapproché cette observation de celles qui ont fait l'objet d'un mémoire publié par mon père, en 1836, dans les *Archives générales de médecine*, et, avant de faire connaître ce nouveau cas, j'ai dû rechercher ceux qui auraient pu être observés pendant les vingt ans qui se sont écoulés depuis cette publication; je n'en ai découvert qu'un seul, et encore est-il bien laconiquement décrit:

Obs. 27. — Un fait remarquable, dit Oppolzer, est celui d'une obstruction de la glotte par un ver lombric, chassé par le vomissement dans le pharynx, contournant la luette et pénétrant dans le larynx; je n'ai pas, ajoute-t-il, observé ce fait pendant la vie, mais seulement lors de l'autopsie.

Chez les adultes, ajoute le célèbre professeur de Vienne, pareil accident doit être très-rare; mais on doit le rencontrer plus souvent chez les enfants.

Nous sommes donc réduit à joindre ce fait et le nôtre aux six cas relatés dans le mémoire ci-dessus.

Deux points importants méritent d'être examinés dans mon observation, savoir: si l'introduction du lombric dans les bronches a eu lieu pendant la vie ou après la mort, et quelle est la marche que l'entozoaire a suivie en s'engageant dans l'arbre aérien.

D'abord, l'absence de toute lésion antécédente dans les organes respiratoires, l'invasion subite des symptômes asphyxiques, leur persistance jusqu'à la mort, la rougeur de la muqueuse trachéale, l'écume bronchique, le sang liquide dans le cœur, sont des signes auxquels il suffit d'ajouter l'absence de toute autre lésion pouvant expliquer les accidents, pour éloigner toute espèce de doute sur l'introduction du lombric pendant la vie dans les bronches et sur l'asphyxie comme conséquence de cette introduction.

Quant au second point, il présentera à notre examen : d'abord, l'entrée du ver dans le larynx et, en second lieu, sa progression dans la trachée. Le malade reposant dans le décubitus dorsal, la glotte ouverte, le lombric a pu, après son ascension dans les voies digestives, passer du pharynx dans le larynx pendant le sommeil ; sa présence dans la glotte a dû y produire un spasme subit et violent, d'où asphyxie avec des caractères de la plus haute gravité, et bientôt après congestion cérébrale avec stase suivie de coma. C'est à la succession rapide de ces différents phénomènes qu'est due l'absence du vomissement et de la toux qui eussent dû signaler l'arrivée du corps étranger dans le larynx.

La progression du ver dans les voies aériennes a pu avoir lieu, sans que la toux ni le vomissement vinssent éclairer le diagnostic, en raison de la promptitude avec laquelle étaient survenus les accidents asphyxiques et cérébraux; cependant le malade déjà aphone et plongé dans le coma, portait encore instinctivement la main vers le cou.

Les tentatives de vomissement survenues peu avant la mort peuvent s'expliquer par le contact de l'extrémité inférieure du lombric avec la base de la langue.

Il ne reste donc pas de doute pour nous, que le lombric s'est introduit dans les voies aériennes pendant la vie ; que, pendant la vie, il a pénétré aussi avant que l'autopsie nous l'a montré. Maintenant, en comparant ce fait à ceux déjà observés, nous trouvons que, des **7** cas publiés antérieurement, **2** appartiennent à des adultes ; dans tous, la persistance de l'intelligence contraste avec le coma de notre sujet, élément qui est venu jeter tant d'obscurité dans le diagnostic ; le seul signe propre à ce genre d'asphyxie qui, à la vérité, chez notre sujet, a été un peu voilé par l'état comateux, c'est le mouvement instinctif par lequel les malades portent la main vers le cou, comme pour en arracher le corps étranger qui les étouffe.

Il est certes à regretter que l'on n'ait pas songé à porter le doigt dans l'arrière-bouche, aussitôt l'apparition des phénomènes d'asphyxie ; car il eût été par là possible de reconnaître la présence du lombric avant qu'il ait entièrement passé au-dessous de l'épiglotte.

Nous conclurons enfin de ce nouveau fait que, si le coma vient ajouter à l'obscurité des cas de ce genre, il en ressort d'autant plus évidemment la nécessité de ne jamais oublier l'examen de l'arrière-bouche, quand on est appelé auprès d'un malade pris subitement d'asphyxie sans cause connue.

CONCLUSIONS.

I. Les corps étrangers pénètrent dans les voies aériennes à la faveur d'une inspiration coïncidant avec leur présence dans l'arrière-bouche.

II. Toutes les circonstances dans lesquelles une inspiration profonde peut suspendre le premier temps de la déglutition, sont favorables à l'introduction des corps étrangers dans les voies respiratoires.

III. Les phénomènes de sensibilité, qui sont provoqués par le contact d'un corps avec la muqueuse laryngée, peuvent manquer, lorsque le passage du corps est rapide et que sa forme en facilite le glissement ; ou bien lorsqu'un corps cylindrique d'une certaine longueur s'engage dans la glotte.

IV. Les modifications de forme que subit la glotte lors de l'expiration font obstacle à l'expulsion spontanée du corps.

V. L'anesthésie chloroformique ne semble pas favoriser l'introduction des corps étrangers dans les voies aériennes, quoiqu'elle mette les organes dans la condition mentionnée au n° III.

VI. L'âge où l'on observe le plus fréquemment ce genre d'accident est celui de cinq à sept ans.

VII. Pour arriver à la certitude de la présence d'un corps étranger dans les conduits de l'air, il faut tenir compte des habitudes du malade et des symptômes analogues qui peuvent résulter des diverses affections non-seulement de ces organes, mais encore de celles de l'œsophage.

VIII. Les symptômes communs à presque tous les corps sont : la toux, la dyspnée, la sensation locale et l'intermittence des accidents.

IX. Le symptôme le plus général et le plus constant est la sensation accusée par le malade dans l'endroit qu'occupe le corps étranger.

X. Les signes se rapportant au larynx sont : toux convulsive, douleur locale, aphonie, dyspnée en raison du volume du corps.

XI. Si le corps s'engage dans les ventricules de MORGAGNI, il peut y séjourner longtemps sans provoquer d'accidents.

XII. Les phénomènes qui se manifestent dans la trachée sont : bruit de va et vient, si le corps est libre ; toux convulsive, quand le corps arrive en contact avec la glotte ; enfin, dyspnée variable avec le volume du corps.

XIII. Dans les bronches, le corps, suivant son volume, occupera une bronche d'un calibre plus ou moins grand; les signes locaux seront la douleur et la suspension du bruit vésiculaire, et plus tard les signes dénotant diverses altérations anatomo-pathologiques.

XIV. Il peut arriver que le corps engagé dans une bronche se recouvre d'une couche crétacée; dans ce cas, il y séjournera plus ou moins longtemps sans causer d'accidents.

XV. Moins souvent le corps se déplace et remonte dans la trachée pour retomber encore, suivant les mouvements respiratoires et la position du malade.

XVI. Il peut, en raison de sa nature, se gonfler; par là se trouveront diminuées les chances d'une expulsion prochaine.

XVII. Enfin le corps étranger peut cheminer à travers le poumon et se faire jour à l'extérieur par la formation d'un abcès à la périphérie du thorax.

XVIII. L'intensité des accidents occasionnés par la présence d'un corps étranger n'est pas toujours en rapport direct avec la forme de ce corps.

XIX. La gravité du pronostic est relative au volume du corps introduit et au siége qu'il occupe.

XX. Le médecin doit être en garde contre le calme pendant lequel on pourrait croire au rejet du corps, tandis que la réapparition subite des accidents peut mettre la vie en danger.

XXI. Le traitement unique consiste dans l'opération.

XXII. Pratiquée d'urgence, lorsque, par son volume et son siége, le corps intercepte complétement le passage de l'air, elle sera également faite sans retard, quand le corps est libre dans la trachée ou lorsqu'il se trouve engagé dans une des premières divisions bronchiques.

XXIII. L'opération en elle-même ne présente pas de danger.

XXIV. Le lieu d'élection sera celui qui s'approche le plus possible du corps à extraire.

XXV. Si le corps étranger ne paraît pas susceptible d'être expulsé spontanément, l'anesthésie chloroformique pourra en faciliter l'extraction.

XXVI. Enfin, lorsque toutes les tentatives ont échouées, il reste encore un dernier espoir, c'est dans les forces de l'organisme qui tôt ou tard et par des voies diverses peuvent opérer à la fois l'expulsion du corps et la guérison du malade.

TABLE DES OBSERVATIONS

RECUEILLIES DANS LES AUTEURS.

Nos d'ordre.	CORPS ÉTRANGERS.	AGE du sujet.	DURÉE du séjour des corps.	SOURCES BIBLIOGRAPHIQUES.
				LARYNX.
				Guérison sans opération.
1 [1]	Arête de hareng.......	30	1 an	v. p. 54, obs. III.
2	Balle de plomb........	ad.	6 mois	BARTHOLIN, *Hist. anat.*, cent. VI, hist. XV.
3	Coque d'amande.......	ad.	7 ans	TULPIUS, liv. II, obs. VII.
4 [2]	Dent artif. avec crochets.	ad.	13 mois	GARELLI, *J des conn méd. chir.*, 1841, p. 45.
5	Ducat...............	ad.	2 ans	HECHSTETERUS, obs. dec. VI, c. X.
6	Épingle	15	--	HANSFORD, *Revue clinique*, 1849 à 1850, p. 222.
7	Épi de blé............	ad.	3 mois	SCHUMANN, *Caspr. Wochenschr*, n° 28, 1848.
8 [1]	Esquille de bois	11	9 jours	v. p. 53, obs. II.
9	Graine de melon.......	—	—	HANSFORD, *loc. cit.*
10	Idem.................	4	20 mois	REALI, *G. méd. de Paris*, 1844, p. 60.
11	Grain de blé	—	—	HANSFORD, *loc. cit.*
12	Larve d'insecte........	--	—	STRASSBERGER, *Caspr. Wochenschr.*, n° 17, 1843.
13	Lombric..............	8	—	ARONSSOHN, *Arch. gén. de méd.*, janvier 1836.
14	Noyau d'aveline	ad.	2 mois	BARTOLIN, *loc. cit.*, cent. II, hist. XXVII.
15	Noyau de cerise	50	4 mois	MASLIEURAT-LAGEMART, *G méd. de Paris*, 1840.
16 [2]	Idem.................	—	5 mois	THORSTEN, *Pr. Vereinsztg.*, 1844, 23 octobre.
17	Os	ad.	---	GARELLI, *loc. cit.*
18	Perle de verre.........	—	—	HANSFORD, *loc. cit.*
19 [2]	Pipe en terre (fragment).	23	3 sem.	DELASIAUVE, *Gaz. des hôpitaux*, 15 avril 1856.
20 [2]	Plomb de chasse.......	24	—	v. p. 53, obs. I.
21 [2]	Schelling	ad.	—	DUNEAU, *North. Journal*, 1845, n° 10.
				Mort sans opération.
22 [2]	Amande..............	enf.	2 jours	PORTER, *Journ. de chir. de Græfe et Walter*, XVI, p. 169.
23	Caillou...............	6	2 mois	BULLOCK, *Lond. med. surg. journ.*, 1837.
24 [1]	Dent.................	1	—	v. p. 55, obs. IV.
25	Haricot.	enf.	1 jour	*Eph. acad. nat. curios.*, dec. III, ann. V, VI, obs. CCLIII
26	Idem..	5	—	OPPOLZER, *Prag. Vierteljahr.*, Des *Quart.*, 1844.
27	Lombric..............	ad.	—	OPPOLZER, *loc. cit.*
28	Idem..........	ad.	—	HALLER, *Opusc. pathol.*, 1768, p. 26, obs. X.
29 [1]	Idem................	46	12 h.	v. p. 57, obs. VII.
30	Idem.................	9	3 jours	*Bullet. de thérapeut.*, VIII, p. 32.
31	Morceau de châtaigne ..	enf.	5 jours	MARCELLUS DONATUS, *Hist. med*, l. III, c. VII.
32	Noix aveline	enf.	—	HALLER, *loc. cit.*, obs. VII.
33	Noyau de cerise	ad.	2 ans.	DESSAULT, *Œuvres chirurg.*, vol. II, p. 232.
34 [2]	Sangsue..............	ad.	—	LACRETELLE, *Mém. de la chir. mil.*, t. XXIII, p. 207.

[1] Cette marque indique les observations inédites.

[2] Désignation des observations citées dans le texte.

Nos d'ordre.	CORPS ÉTRANGERS.	AGE du sujet.	DURÉE du séjour des corps.	SOURCES BIBLIOGRAPHIQUES.
	Opération. Guérison.			
35	Deux aiguilles	44	3 sem.	LISTON, *Lancet*, juin 1841.
36	Arête	13 m.	4 jours	EVANSON, *Kleinert's Repertor.*, 1835, IV, 166 (15).
37	Carap. d'écrevisse (fragmt)	1	4 jours	LECLERC, *J. conn. m. chir.*, 1841, p. 112.
38 ²	Embouch. de trompette.	6	—	BENOÎT, *Gaz. méd. de Paris*, 19 janvier 1856.
39	Fragment de coq. de noix.	18 m.	—	BIRKETT, *Lancet*, fév. 1853.
40 ²	Haricot	4	6 jours	KEYLER, *Kleinert's Repertorium*, 1833, 7, p. 43.
41	Demi-haricot	6	7 jours	PESCHEUX, *Gaz. méd. de Paris*, 1840.
42	Haricot	7 1/2	—	CARON, *Th. de Paris*, 1809, nº 65.
43	Mâchoire de maquereau	2	5 jours	PELLETAN, *Clin. chir.*, I, p. 7.
44 ²	Morceau de carotte	6	—	VOGELVANGER, *Ann. Soc. méd. d'Anvers*, 1846.
45	Moule de bouton	24	6 sem.	PELLETAN, *loc. cit.*
46	Noyau de prune	7	12 jours	WHITLEY, *Phys. med. Lond. journ.*, 1819.
47	Noyau de cerise	enft.	4 mois	TRAVERS, *Lond. med. chir. transact.*, 1840.
48	Os	12	qqs j.	HAWKINS, *Trans. med. chir. Lond.*, 1840.
49	Pierre	5	1 heure	CORNEO, *Gazett. méd. ital. Lomb.*, 1851, 3 mars.
	Opération. Mort.			
50	Arête de hareng	2	3 sem.	MANNSELL, *Klein. Repert.*, 1835, IV, 166 (14).
51 ²	Ganglion bronchique	8	—	EDWARDS, *M. chir. trans. London*, 1856.
52 ²	Noyau de cerise	2	15 jours	CORBET, *Revue méd. franç. et étr.*, 31 mars 1851.
53 ²	Noyau de prune	6	1 heure	KENNEDY, *Dublin med. press.*
54	Os	4	2 jours	DESSAULT, *Œuvres chir.*, II, 238
55	Idem	10	3 jours	SÉDILLOT, *Méd. opér.*, 2e édit., t. II, p. 402.
56	Pois	2 1/2	15 jours	THOMSON, *Lond. med. gaz.*, 1841, p. 146.

TRACHÉE.

Nos d'ordre.	CORPS ÉTRANGERS.	AGE du sujet.	DURÉE du séjour des corps.	SOURCES BIBLIOGRAPHIQUES.
	Guérison sans opération.			
57 ²	Dent à une racine	ad.	9 jours	KRÜGER-HAUSEN, *J. chir. de G. et W.*, III, 617.
58	Fragment de baleine	60	4 ans	DAY, *Klein. Rep.*, 1834, X, 39.
59	Haricot	3	40 jours	LASSERRE, *Gaz. méd. de Paris*, 1840, p. 79.
60 ²	Idem	7	19 jours	ŒSTERLEN, *J. chir. de G. et W.*, VI, 225.
	Mort sans opération.			
61	Amande	4	3 jours	LESCURE, *Mém. acad. de chir.*, t. XIV, 427.
62	Balle de plomb	enft.	—	VERDUC, *Traité des opér. de chirurgie.*
63	Idem	enft.	—	FABRICIUS HILDANUS, 1595.
64	Haricot	6	3 heures	VERDIER, *Mém. de Louis, acad. chirurg.*
65	Idem	6	6 jours	VICQ. D'AZYR, *Hist. Soc. roy. de méd.*, 1780.
66	Idem	7	3 jours	LOUIS, *Mém. de l'Ac. de chir.*, t. XII, 293.
67	Idem	enft.	9 jours	DE LA ROMIGUIÈRE, obs. IV, *Mém. de Louis.*
68	Idem	7	3 sem.	MUYS *Pract. chirurg. ration.*, dec. VII, obs. IX.
69	Lombric	9	3 jours	ARONSSOHN, *Mém. précité.*
70	Idem	enft.	—	BLANDIN, *Traité d'anat. topogr.*, 1834, 199.
71	Os	7	5 jours	TH. BONET, *Sepulchret. anat.*, t. II, sect. I, obs. I.
72 ²	Poisson	24	2 heures	REMY, *J. conn. méd. chir.*, 1842, 198.

N^os d'ordre.	CORPS ÉTRANGERS.	AGE du sujet.	DURÉE du séjour des CORPS.	SOURCES BIBLIOGRAPHIQUES.
				Opération. Guérison.
73	Amande.	11 m.	48 h.	MICHELIS, *Klein. Rep.*, 1834, I, 34.
74	Bille.	6	—	AUG. BÉRARD, *Arch. gén. de méd.*, 1833, p. 125.
75	Caillou	12	22 jours	PELLETAN, *loc. cit.*
76	Idem.	4	—	WILLIAM HUNT, *Salzburger Zeitung*, 1822, IV, 212.
77	Graine de melon.	17 m.	3 mois	WATERHOUSE, *Salzb. Ztg.*, 1827, I, 149.
78	Haricot.	2 1/2	5 heures	A. DUFOUR, *Gaz. méd. de Paris*, 1853, p. 553.
79	Idem	8	1 jour	DUPUYTREN, *Th. de Paris*, de LACOUR.
80 [2]	Idem	5	2 jours	ESSINGER, *Med. Correspbl. Wurtemb.*, 1849, 119.
81	Idem	4	18 jours	GUERSANT, *Gaz. méd. de Paris*, 1842, p. 238.
82	Idem	9	—	GRÆFE, *J. chir de G. et W.*, X, 364.
83	Idem	5	2 jours	LERZ, *Salzb. Ztg.*, 1793, II, 144 (XXI).
84	Idem	5	2 jours	DUPUYTREN, *Klein. Rep.*, 1838, IV, 180 (10-1).
85	Idem	8	2 jours	ROUGE, *Thèse de Kapesser*, *Giessen*, 1853.
86 [2]	Idem	7	2 jours	TROWBRIDGE, *Salzb. Ztg.*, 1820, II, 363.
87	Idem	7	—	TROWBRIDGE, *Salzb. Ztg.*, 1824, I, 395
88	Idem	7	7 jours	ISENARD, *Gaz. des hôp.*, 19 janv. 1856.
89	Idem	enf^t.	—	RAVY, *Heister.*
90	Idem	3	3 jours	PELLETAN, *loc. cit.*
91	Morceau de champignon.	ad.	—	HEISTER, *Instit. chirurg.*
92	Noyau de prune	14	4 jours	LACATMONTIS, *Salzb. Ztg.*, 1813, I, 87.
93	Idem	14	4 jours	LASSERRE, *J. de Sédillot*, 1813, t. 47.
94	Idem	7	6 jours	MAISONNEUVE, *Gaz. méd. de Paris*, 1839, p. 680.
95	Noyau de cerise	24	—	HUNDHAUSEN, *Klein. Rep.*, 1843, XII, 163.
96	Noyau de prune	6	1	DUCHATEAU, *J. de méd. de Béclard, Chomel*, XVI, 37.
97	Os.	ad.	—	VERDUC, *Pathol. chirurgicale.*
98 [2]	Sangsue.	25	46	VITAL, *Gaz. méd. de Paris*, 1838, p. 138.
				Opération. Mort.
99 [2]	Haricot.	4	2 j. 1/2	BERTAIN, *Gaz. méd. de Paris*, 1843, p. 208.
100	Idem	10	1 jour	LALLEMAND, *J. conn. méd. chir.*, III, 1835.
101	Idem	6	4 jours	PELLETAN, *loc. cit.*

BRONCHES.

Guérison par expulsion spontanée.

N^os d'ordre.	CORPS ÉTRANGERS.	AGE du sujet.	DURÉE du séjour des CORPS.	SOURCES BIBLIOGRAPHIQUES.
102	Clou en fer	13	3 ans	BROWN, *Salzb. Ztg.*, 1818, II, 250.
103	Épingle	ad.	1 mois	KLEINERT'S *Repertorium*, 1838, VIII, 108.
104	Trois dents artificielles .	ad.	46 jours	*Boston méd. surg. journal*, 1837.
105	Esquille d'os	ad.	—	HEMMER, *Kurh. Vereinsbl.*, 26 *d.* 1 *H.*, 1845.
106	Demi-épi d'orge.	13	7 ans 1/2	SCHMIDT, *Klein. Rep.*, XII, 95, 1833.
107 [2]	Fève.	6	9 ans 1/2	ROSE, *Prov. med. Journ.*, 2 sept. 1843.
108 [2]	Fragm^t de cuillère en bois	40	6 sem.	WANDESLEBEN, *Klein. Rep.*, 1843, XII, 162.
109	Grain de café	2 1/2	11 mois	HUFELAND, *J. der prakt. Arzneik.*, XIII, 101.
110	Haricot	7	1 mois	STEINMETZ, *Klein. Rep.*, X, 89, 1833.
111	Idem	7	7 sem.	WAGNER, *Klein. Rep.*, 1836, IV, 56.
112	Idem	ad.	6 jours	BEAUSSIER, *J. méd. chir. pharm. de Roux*, 1775.
113	Idem	5	6 sem.	REIBOLDT, *Pr. Vereinsztg.*, n° 35, 1844.
114	Larves de mouches.	ad.	—	ARONSSOHN, v. Muséum d'hist. nat. de Strasbourg.
115	Morceau de pipe.	44	12 ans	HEYFELDER, *Klein. Rep.*, IV, p. 57.
116 [1]	Morceau de bouchon . . .	ad.	2 ans	Inédit, v. p. 8.

Nos d'ordre.	CORPS ÉTRANGERS.	AGE du sujet.	DURÉE du séjour des corps.	SOURCES BIBLIOGRAPHIQUES.
117	Noyau de cerise	ad.	2 m. 1/2	WEBSTER, *Salzb. Ztg.*, 1827, II, 377
118	Idem	ad.	1 an	HEINRICH, *Pr. Vereinsztg.*, 23 oct. 1844.
119	Idem	ad.	3 sem	SENNERT, *Med. sept. de Bonnet, lib.* II, *sat.* IX, *c.* II.
120 [2]	Noyau de prune	13	23 jours	KLEIN, *J. chir. de G. et W.*, VI, 231.
121	Idem	13	3 mois	WICKENS, *Med. Times*, no 208, 1843.
122	Os	ad.	4 mois	STALPART VAN DER WIEL.
123	Idem	ad.	2 ans	LESSELIERS, *Gaz. méd. de Paris*, 1853.
124 [2]	Idem	30	8 jours	KLEIN, *J. chir. de G. et W.*, VI, 229.
125 [2]	Patte d'écrevisse	15	7 ans	WALTER, *J. chir. de G. et W.*, III, 379.
126 [2]	Pois	ad.	6 sem	RUST, *Magazin*, III.
	Expulsion par abcès extérieur.			
127 [2]	Épi de blé	11	3 sem.	LATZ, *Pr. Vereinsztg.*, no 32, 1853.
128	Épi	ad.	—	MIRANDOLLE, *Salzb. Ztg.*, 1804, 370 (2).
129	Idem	20	1 mois	STANSKI, *Gaz méd. de Paris*, no 26, juillet 1837.
130	Tuyau de paille	enft.	qqs. m.	OTTO, *Oppenh. Zeitschr.*, *April* 1844.
131	Idem	7 m.	13 jours	LOPEZ QUINTANA, *Rev. thérap. du Midi*, 30 av. 1853.
	Mort après l'expulsion.			
132	Dent artificielle	ad.	31 mois	ABERCOMBRIE, *Klein. Rep.*, 1835, VI, 148.
133	Dent (couronne et une racine)	20	5 sem.	KAPESSER, *Thèses de Giessen*, 1853.
134	Noyau de prune	10	4 mois	ANDRIESSEN, *Klein. Rep.*, 1837, XII, 99.
135	Os de pigeon	9	18 ans	SUE, *Mém. de l'Acad. de chirurgie.*
136	Os	ad.	3 mois	LENGLET, *Mém. de l'Acad. de chir.*, t. XIV.
	Mort avant l'expulsion.			
137 [2]	Aiguilles	5	1 an	BRIGHAM, *Dublin journal*, *march* 1837.
138	Arête de poisson	38	4 mois	*OEsterr Zeitschr. der prakt. Heilk.*, no 2, 1856.
139	Dent	29	11 mois	HOUSTON, *Klein. Rep.*, 1835, IV, 166 (16).
140 [1]	Embouch. de sifflet	9	21 jours	v. p. 56, obs. VI.
141	Gomme élastique	9	17 sem.	TÜBBESING, *Klein. Rep.*, 1844, 145 (3).
142	Demi-gland de chêne	ad.	—	FELLER, *Salzb. Ztg.*, 1826, 1, 422.
143	Haricot	4	9 jours	BÖNTEN, *Klein. Rep.*, 1835, IX, 87.
144	Idem	6	—	GRÆFE, *J. chir. de G. et W.*, VI, 227.
145 [2]	Idem	6	2 mois	KAPPF, *Med. Corresp. bl. des würtemb. Arztver.*, 1845, 319.
146	Idem	5	5 mois	RIJER, *Revue médic.*, nov. 1832, p. 153.
147	Idem	6	20 h.	ZIMMER, *Würtemb. Corresp bl.*, no 25, 1844.
148 [2]	Lombric	52	6 jours	ARONSSOHN, *Arch. gén.*, 1836.
149	Louis d'or	ad.	6 ans	LOUIS, *Mém. de l'Ac. de chir.*, XIV, 433.
150	Morceau de gingembre	73	48 h.	SHEPPARD, *Lancet*, *july* 1845.
151 [2]	Os	22	4 ans 1/2	STRUTHERS, *Gaz. méd. de Paris*, 1853, p. 469.
152	Idem	40	3 mois	GILROY, *J. chir. de G. et W.*, XVI, p. 300.
153 [2]	Pièce de dix sols	26	10 ans	DUPUYTREN, *Leçons orales.*
	Opération. Guérison.			
154	Cheville de violon d'enfant	16	5 sem.	HOUSTON, *Dublin Journal*, *july* 1844.
155	Graine de melon	ad.	5 sem.	JAMESON, *Salzb. Ztg.*, 1824, 1, p. 326.
156	Idem	17	8 mois	WATERHOUSE, *J. chir. de G. et W.*, VIII, 345.
157	Haricot	4	—	MAZIES, *Arch. gén. de méd.*, 1829, p. 438.

Nos d'ordre.	CORPS ÉTRANGERS.	AGE du sujet.	DURÉE du séjour des CORPS.	SOURCES BIBLIOGRAPHIQUES.
158[2]	Haricot	5	3 mois.	RENDU, *Revue clinique*, 1849 à 1850, p. 331.
159[2]	Noyau de prune	11	11jours	BONNER, *Gaz. méd. de Paris*, 1841, p. 136.
160	Idem	5	24jours	GRIFFITH, *Prov. med. Journ.*, 27 sept. 1843.
161	Pièce de monnaie.......	ad.	16jours	BRODIE, *Med. chir. transact.*, vol. 26.
162	Pierre...............	6	—	CUSSON, *Proc. méd. Journ.*, 2 sept. 1843.
				Opération. Mort.
163	Amande.................	5	15jours	RIEDIUS, *Thèse de Iéna*, 1853.
164	Caillou plat	7	8 jours	STERLING, *Glascow Journal*, nos I, II, v. I, nouv. série, 1833.
165	Haricot................	5	15jours	STAUDENMEYER, *Würtemb. Corresp. bl.*, 1852, 28.
166	Idem	5	24 h.	SCHELLER, *Klein. Rep.*, 1843, XII, 163.
167	Idem	6	—	CAILLOT, *Th. de Strasbourg*, 1828, par *Mestmann*.
168	Idem	6	1 mois	v. p. 55, obs.
169	Noyau de prune	4	3 jours	SPENCE, *Med. Journ. Lond. et Edimb.*, 1843.
170	Amnios	4	39jours	ORTH, *Thèse de Giessen*, 1853, par *Kapesser*.

www.ingramcontent.com/pod-product-compliance
Lightning Source LLC
LaVergne TN
LVHW020039170826
845678LV00001B/331
* 9 7 8 2 3 2 9 6 9 4 3 4 4 *